图解

TUJIE
TANGNIAOBING YINSHI BAODIAN

糖尿病
饮食宝典

陈鸣钦　王清珍　编著

海峡出版发行集团 福建科学技术出版社
THE STRAITS PUBLISHING & DISTRIBUTING GROUP　FUJIAN SCIENCE & TECHNOLOGY PUBLISHING HOUSE

序 言

　　糖尿病是一种多基因、多因素性疾病，危害性极其严重，医学家甚至把糖尿病患者的状态比喻为在体内潜伏着"定时炸弹"，随时都有可能被"引爆"，出现各种各样致命的并发症。据国际糖尿病联盟最新公布的数字，与非糖尿病患者相比，糖尿病患者冠状动脉粥样硬化性心脏病（冠心病）死亡率增加 2.5 倍，高血压发生率增加 2.5 倍，糖尿病引起的终末期肾病在各种原因所致的尿毒症中占第一位……

　　越来越多的科学研究指出，低和超低碳水化合物饮食可缓解糖尿病，尤其对 2 型糖尿病患者作用更加明显。在我国，2 型糖尿病患者占了全部糖尿病患者的 90% 以上，因此饮食结构调整是控制糖尿病发展的重要手段。然而，新的研究同时发现一个现象：低碳水化合物饮食对于缓解糖尿病的短效果较好，但是在长期效果方面却不够明显。科学家分析导致这一现象的主要原因可能在于，低碳水化合物饮食几乎无法给患者带来进食的"快乐"，因此患者依从性特别差，最终反而达不到预想中积极的效果。

　　陈鸣钦医生多年潜心总结出的食物交换份法的糖尿病饮食方案，可以很好地解决患者的这个困境。患者在掌握了食物交换份法的规律后，可以根据自己饮食的偏好、口味，设计更爱吃、更适合自己的食谱，一方面可以满足低碳水化合物的饮食要求，另一方面患者又能稍稍满足一下自己的口腹之欲。可以说读懂了本书，众多糖尿病患者就能在合理控制饮食和吃得香吃得好两方面取得更好的平衡。相信本书的出版，对于糖尿病患者、家属和糖尿病的医务工作者来说，都是有益的事情。

林丽香

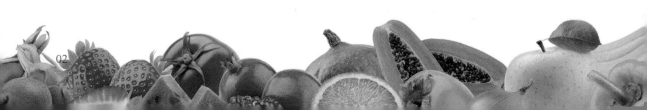

前　言

　　糖尿病已成为世界上继肿瘤、心脑血管病之后第三大严重危害人类健康的慢性疾病。糖尿病有口渴、尿频、不明原因的体重减轻的表现，还可能还包括多食、疲倦、或遍布身体各部位的酸痛等多种表现。不论糖尿病的表现多么复杂，都与高血糖、相对缺乏胰岛素、有胰岛素抵抗这三点病理状态密切相关。科学家多年跟踪研究发现，除了合理用药以外，糖尿病患者如果能有良好的饮食、运动习惯，就能极好地改善高血糖、相对胰岛素缺乏和胰岛素抵抗这三方面的病理状态。

　　医学界已取得共识，饮食结构调整是治疗糖尿病重要的辅助手段。然而怎样合理调整饮食结构却一直是困扰这医学科学家们的难题。科学家对于糖尿病患者的饮食结构方法已经做了多年的研究和探索，目前对于糖尿病患者饮食结构调整的方向，已经有了越来越多的共同的认识：首先，应该控制总的能量摄入量；其次，应该有均衡营养的饮食；最后，饮食的方案应该更丰富，让糖尿病患者能很好地依从，长期坚持正确的饮食方案。

　　在本书中，笔者设计了糖尿病饮食的食物交换份法的饮食方案，与其说这是一个饮食方案，不如说它是一种食谱设计的"方程式"：读者在掌握了本书的饮食原则之后，完全可以设计出适合自己口味和需求的个人化的糖尿病饮食食谱。笔者所著《糖尿病饮食疗法》在福建科学技术出版社出版后，深受糖尿病患者好评，曾经多次重印。本书内容更为充实，增加了我国关于糖尿病治疗饮食的新认识、新观点，希望能让更多的糖尿病患者受益。

　　笔者才疏学浅，书中难免有错误和疏漏之处，恳请同道和广大读者批评指正，不吝赐教。

　　本书编写过程中，参阅了大量国内外公开发表的文献资料及专业著作，在此向所有的有关作者表示衷心的感谢！并对我国著名的内分泌专家林丽香教授的支持、指导和审阅并作序，在此表示深深的感谢！

陈鸣钦

2021 年 9 月

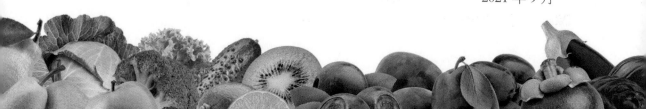

目 录

1 糖尿病的基本常识

2 糖尿病饮食治疗原则

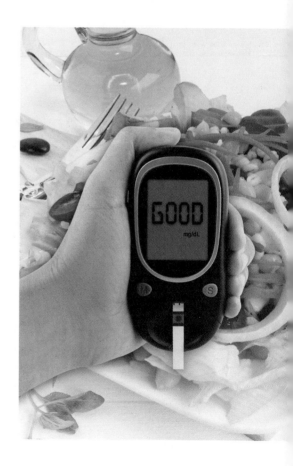

目 录

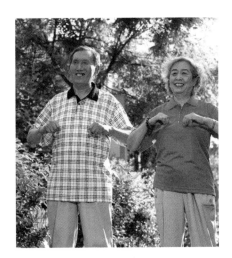

3　糖尿病最佳饮食治疗方法——食品交换份法

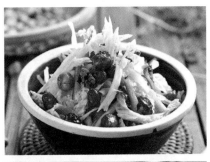

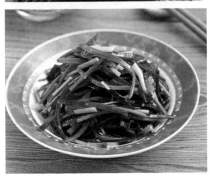

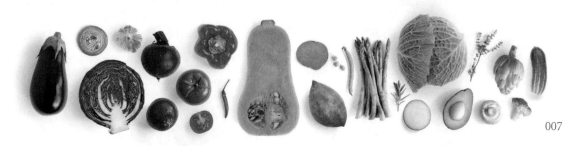

目 录

5 糖尿病饮食疗法的相关问题

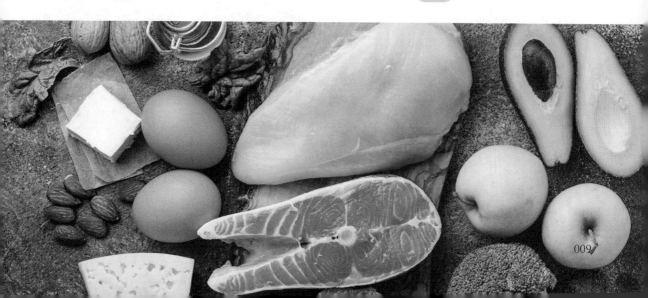

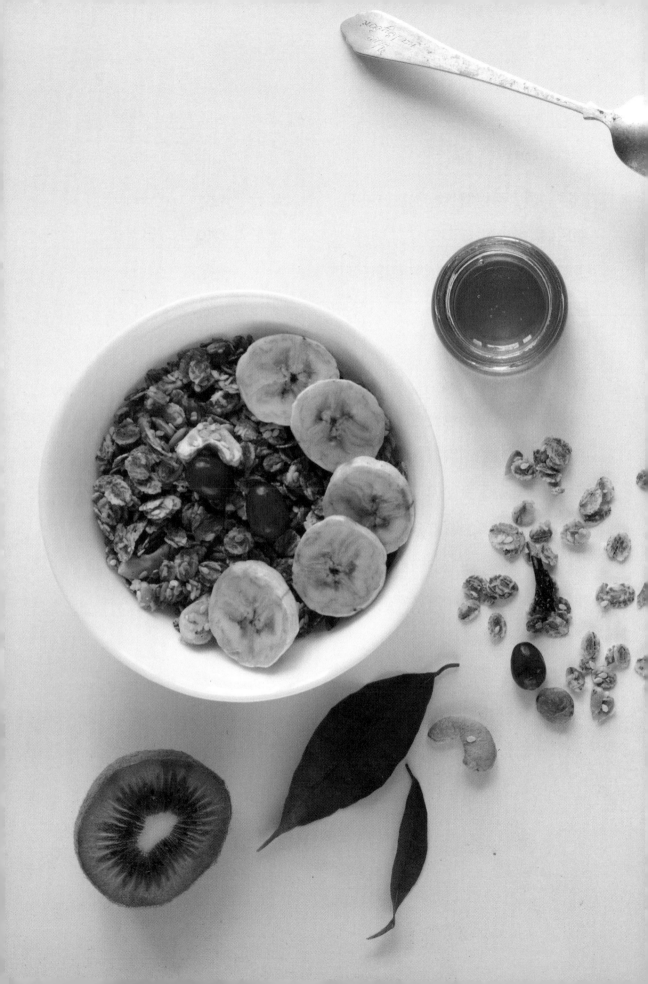

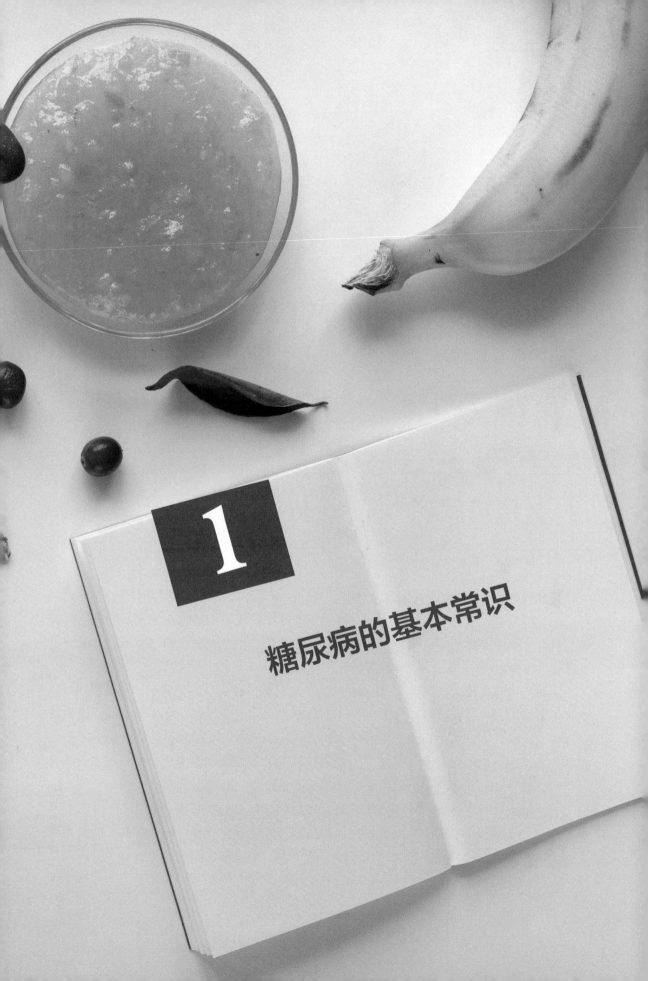

1

糖尿病的基本常识

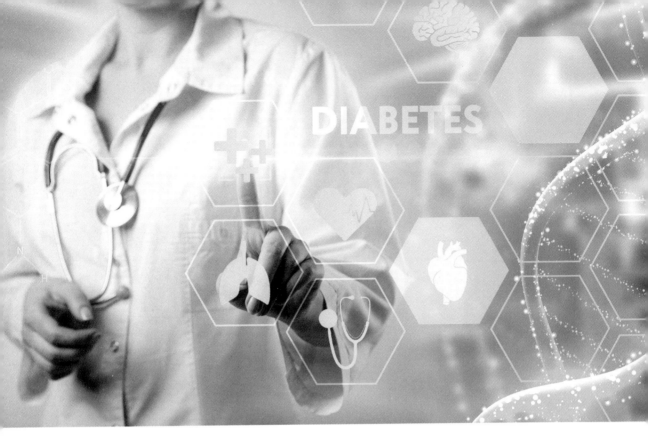

什么是糖尿病

  糖尿病是一种常见的慢性、全身代谢性疾病，分为原发性和继发性两种。

  原发性糖尿病是单独的一种疾病，而继发性糖尿病是指由其他疾病引起的糖尿病。我们日常生活中遇到的糖尿病绝大多数是原发性糖尿病，是一种以糖代谢紊乱为主的全身慢性进行性疾病。

  人体内进行糖代谢，需要胰腺内胰岛B细胞分泌的一种内分泌激素——胰岛素参与。当各种原因引起胰岛素的分泌发生绝对或相对不足时，就会导致糖代谢的紊乱，使血糖增高。当血糖达到8.9~10.0毫摩尔/升时，葡萄糖就会经肾脏随尿排出，即为尿糖。糖代谢与脂肪、蛋白质代谢有关，因此，也会导致脂肪和蛋白质代谢紊乱，而引起血脂增高和负氮平衡。我们通常所说的糖尿病，大多指的就是这一种病。此病起初可以长期无症状，以后随着血糖逐渐增高，尿糖增加，出现典型的"三多一少"症状，即多饮、多尿、多食、体重减少。如不及时治疗，病程长者可发生神经、肾、眼、皮肤、心脑血管等各种慢性进行性病变。严重时可发生酮症酸中毒、糖尿病非酮症高渗性昏迷，以及严重感染等。这些并发症，直接损害病人的健康，甚至危及生命。

原发性糖尿病的病因和发病机制至今还不是很明确，已知与遗传因素、病毒感染和自身免疫有关。糖尿病需要有内在遗传基因和外在环境因素诱发才能发病。

1 　　肥胖是诱发糖尿病的最重要因素之一。据报道，40岁以上发病者约2/3病人在发病前超重10%，女性更为明显。而进食过多易引起肥胖，高脂肪、高糖饮食可能诱发糖尿病。

2 　　妊娠也是糖尿病的激发因素。妊娠期胎盘分泌的雌激素、皮质激素等对胰岛素有对抗作用，可使血糖升高。

3 　　绝经期妇女如有糖尿病遗传基因，可使糖尿病外显。年龄增长，糖耐量有降低倾向，故45岁以上的女性更易发生糖尿病。

4 　　其他应激因素，如外伤、手术、急性心肌梗死等亦可诱发糖尿病。

　　继发性糖尿病病因较明确，如急、慢性胰腺炎，胰腺切除，肢端肥大症，嗜铬细胞瘤以及长期服用致糖尿病的药物，如泼尼松（强的松）、噻嗪类利尿剂等，均可诱发继发性糖尿病。

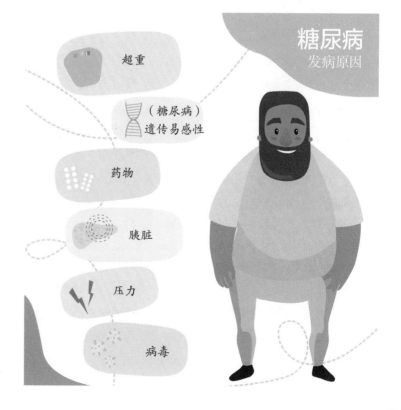

糖尿病
发病原因

超重

（糖尿病）
遗传易感性

药物

胰脏

压力

病毒

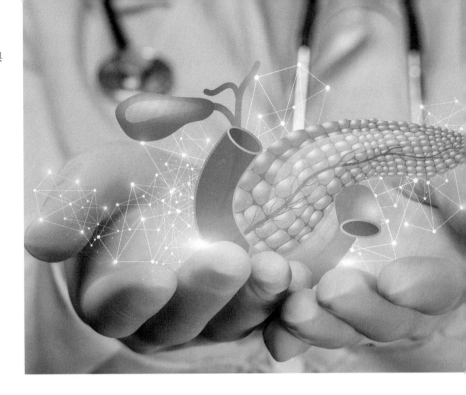

糖尿病的分型

糖尿病是一组高血糖疾病的总称。根据病因和发病机制的不同，可以分为原发性、继发性、其他类型和妊娠糖尿病。

1. 原发性糖尿病

即通常所说的糖尿病，包括1型和2型糖尿病。

（1）1型糖尿病

1型糖尿病患者多因病毒感染而使胰岛B细胞绝大部分被破坏，胰岛素绝对缺乏，患者血糖水平显著增高。1型糖尿病含：①免疫介导型，有儿童、青少年多见的急进型和成年人发病的晚发型自身免疫性糖尿病（LADA）；②特发型，病因未明。

1型糖尿病比较少见，我国1型糖尿病约占糖尿病患者总数的5%，发病年龄多在20岁以下，但也可以在成年甚至老年。其临床特点为：发病急、病情重、症状典型，消瘦，常反复发生酮症酸中毒，必须使用胰岛素治疗，对胰岛素敏感。典型病例病情波动大，病情极不稳定，难以控制。

（2）2型糖尿病

2型糖尿病胰岛病理改变比1型糖尿病轻。主要是胰岛玻璃样变、胰腺纤维化、B细胞空泡变性和脂肪变性。胰岛B细胞仍能分泌一定量的胰岛素，但不足以维持正常的糖代谢需要；或者是胰岛素作用的靶细胞上胰岛素受体及受体后的缺陷产生胰岛素抵抗，胰岛素在靶细胞不能发挥正常的生理作用。2型糖尿病患者常常两方面缺陷均存在，只是有的以胰岛素抵抗为主，有的以胰岛素分泌不足为主。2型糖尿病的发生与发展是多基因与多种环境因素相互作用的结果。

2型糖尿病比较多见，约占糖尿病患者总数的90%。多在40岁以后发病，个别也可在青少年期发病。遗传因素较强，有明显家族史。由于有一定的胰岛素分泌，临床上表现为起病缓慢，症状较轻，"三多一少"症状不明显，不易发生酮症酸中毒，不易得到早期诊断。可长期无糖尿病症状，疾病呈隐匿性进展，逐渐发展成微血管及大血管病变，约70%死于心脑血管并发症，10%死于肾功能衰竭。一般只需控制饮食，适当运动或仅口服降糖药物即可，大多不需胰岛素治疗。但少数病人身体较瘦，症状重，并发症多，饮食控制或口服降糖药物治疗疗效不满意，仍需用胰岛素治疗。此型糖尿病在有外伤、严重感染及手术等应激情况下，也会发生酮症酸中毒，必须用胰岛素治疗。

2. 继发性糖尿病

继发性糖尿病是指由某些疾病引起的，病因一般比较明确。

1

　　胰源性糖尿病：由于胰腺炎、胰腺癌、胰腺切除等，可导致胰腺大部分细胞被破坏，引起胰岛素分泌不足而发生糖尿病。

2

　　内分泌性糖尿病：由于对抗胰岛素的内分泌激素增多，如肢端肥大症、巨人症引起的生长激素分泌过多，库欣综合征等引起的皮质醇类激素分泌过多，嗜铬细胞瘤引起的肾上腺素、去甲肾上腺素分泌过多，以及甲亢、胰升血糖素瘤等，均可引起糖尿病。

3

　　药物或化学制剂所致糖尿病：长期服用肾上腺糖皮质激素类、女性口服避孕药、烟酸、甲状腺激素、噻嗪类、苯妥英钠、α-干扰素及灭鼠药等均可引起糖尿病。

3. 其他类型糖尿病

其他类型糖尿病是指由其他原因引起的糖尿病。

4. 妊娠糖尿病

妊娠糖尿病是指由妊娠引起的糖尿病。

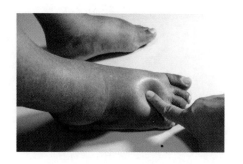

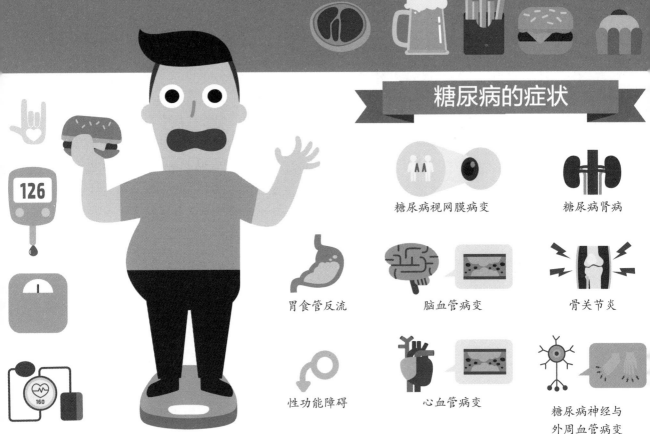

糖尿病的症状

糖尿病视网膜病变　　糖尿病肾病

胃食管反流　　脑血管病变　　骨关节炎

性功能障碍　　心血管病变　　糖尿病神经与外周血管病变

糖尿病的典型症状和可疑信号

　　糖尿病典型的症状是"三多一少"，即多饮、多尿、多食及消瘦。然而，由于病情轻重或发病方式的不同，并不是每个病人都具有这些症状。

1. 糖尿病的典型症状

1

　　多尿：尿量增多，每昼夜尿量达3000~5000毫升，最高可达10000毫升以上。排尿次数也增多，一两小时就可能小便1次，有的病人甚至每昼夜可达30多次。糖尿病患者血糖浓度增高，在体内不能被充分利用，经肾小球滤出而不能完全被肾小管重吸收，以致形成渗透性利尿，而出现多尿。血糖越高，排出的尿糖越多，尿量也越多。

2

　　多饮：由于多尿，水分丢失过多，发生细胞内脱水，刺激口渴中枢，出现烦渴多饮，饮水量和饮水次数都增多，以此补充水分。排尿越多，饮水也越多，两者成正比关系。

3

多食：由于大量尿糖丢失，如每日失糖500克以上，机体即处于半饥饿状态，能量缺乏需要补充而引起食欲亢进，食量增加。同时又因高血糖刺激胰岛素分泌，因而病人易产生饥饿感，老有吃不饱的感觉，甚至每天吃五六次饭，主食达1~1.5千克，副食也比正常人明显增多，还不能满足食欲。

4

消瘦：由于胰岛素作用不足，机体不能充分利用葡萄糖，只能靠体内脂肪和蛋白质加速分解来补充能量。其结果使体内碳水化合物、脂肪及蛋白质被大量消耗，再加上水分的丢失，病人出现体重减轻、形体消瘦，严重者体重下降数十千克，以致疲乏无力，精神不振。

2. 糖尿病的可疑信号

糖尿病不一定都有"三多一少"的典型症状，特别是2型糖尿病，其起病隐伏，通常无显著症状，甚至完全无症状，仅在体检或其他疾病检查时才被发现。以下为糖尿病不典型症状和可疑信号，应进一步检查确定是否得了糖尿病。

1　病人有反应性低血糖表现，在午饭前或晚饭前觉得饥饿难忍、心悸、出汗、手颤、疲乏无力，进食后症状缓解。

2　皮肤瘙痒，尤其是妇女外阴瘙痒。

3　反复尿路、胆管、肺部、皮肤等感染。

4　四肢末梢疼痛及麻木。

5　结核病患者，对抗结核药物疗效不佳。

6　体重减轻而找不到其他原因。

7　年轻患者动脉硬化、冠心病和眼底病变。

8　口腔症状，如口干口渴、口内烧灼感、牙龈肿痛和牙齿松动。

9　40岁以上，有糖尿病家族史。

10　有分娩巨大胎儿（体重大于4000克）史。

11　有多次流产、死胎、羊水过多和早产史。

12　儿童夜间遗尿。

13　下肢溃疡或坏疽经久不愈。

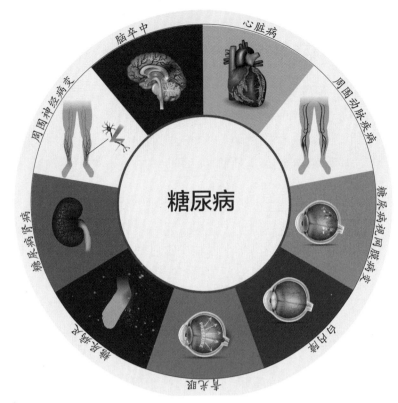

糖尿病的并发症

1. 糖尿病的急性并发症

当糖尿病病情控制不理想或有应激的情况时，容易引起一些急性并发症。糖尿病急性并发症有：糖尿病性低血糖反应，糖尿病性低血糖昏迷；糖尿病酮症，糖尿病酮症酸中毒；糖尿病非酮症性高渗性昏迷；糖尿病乳酸性酸中毒及昏迷；糖尿病还会并发各种感染，如肺部感染、泌尿系感染、胆道感染、皮肤化脓性感染（疖、痈、毛囊炎）等。

2. 糖尿病的慢性并发症

糖尿病慢性并发症是指患糖尿病5~10年后，对血管和神经所产生的特有损害和病变，危害病人健康，甚至导致残疾与死亡。血管病变的基本病理改变为动脉硬化和微血管病变。血管病变非常广泛，不论大、中、小血管，不论动脉、静脉及毛细血管均可累及。动脉硬化发病率高、发生早、发展快，病情逐渐加重。常由此并发多种脏器病变，易累及心、脑、肾、眼底和下肢血管等。神经病变损害感觉神经和自主神经。糖尿病慢性并发症有：糖尿病性脑病、脑卒中（中风）、糖尿病并发冠心病、急性心肌梗死、糖尿病足、糖尿病下肢血管病、糖尿病肾病、糖尿病视网膜病变、糖尿病性白内障、糖尿病性神经病变、糖尿病性自主神经病变、糖尿病肠病、糖尿病性阳痿、糖尿病性脂肪肝、糖尿病性高脂血症、糖尿病性高血压、糖尿病性骨关节病、糖尿病性口腔疾病等。有些轻型且无症状的糖尿病患者，可在典型糖尿病症状出现前，首先出现心脑血管或神经病变，其发病率与病程长短、开始治疗迟早、治疗效果的好坏似有密切关系。

糖尿病的实验室检查

要确诊是否患上糖尿病，可选择进行以下几项实验室检查。

1.尿糖检查

尿糖检查是早期诊断糖尿病的最简单方法。正常人血液流经肾脏时，其中的葡萄糖通过肾小球滤过到肾小管内，绝大多数又被重新吸收入血，尿里仅有微量的葡萄糖，用普通方法检查不出来。但肾小管对葡萄糖的重新吸收是有限制的，当血糖超过一定数值时，肾小球滤液里的葡萄糖不能被肾小管全部重吸收，剩余部分则随尿排出而形成尿糖。血糖越高，尿糖也越多，能够出现糖尿的最低血糖水平即为肾糖阈。

正常人的肾糖阈：8.9~10毫摩尔/升（160~180毫克/分升）

健康人饭后血糖也不会超过8.9毫摩尔/升。轻症糖尿病患者空腹也不会出现尿糖，故必须检查饭后2小时尿糖，因此时尿糖浓度最高，尿糖阳性率也高，具有较高的诊断价值，尤其对早期无任何症状的病人意义更大。但是肾脏病人或者老年人因肾小球滤过率低，肾糖阈可增高，甚至血糖超过13.9毫摩尔/升（250毫克/分升）时，尿糖还一直是阴性的。因此，老年人尿糖阴性不能排除糖尿病，需进一步检查血糖。与此相反，肾性尿糖者，因肾糖阈降低，血糖正常而出现尿糖。此外还有15%~25%的正常孕妇在妊娠后几个月里，由于妊娠期肾糖阈降低而出现尿糖，这种不属于糖尿病，必须加以区分。

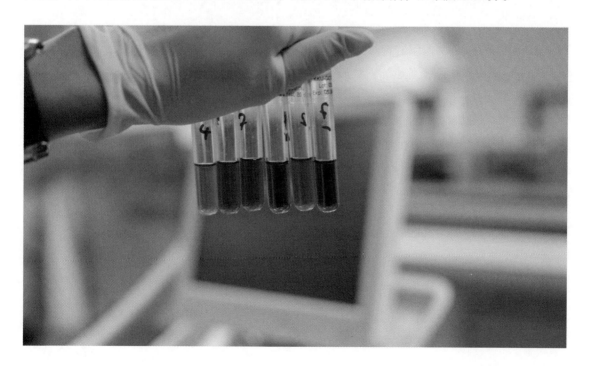

2. 血糖检查

糖尿病的最主要特点是葡萄糖代谢障碍，糖尿病的最主要异常是血糖升高，所以目前主要靠测定血糖来诊断糖尿病；而糖尿病的治疗核心目前也主要是控制血糖。所以，测定血糖也是观察糖尿病控制好坏的主要指标。

3. 葡萄糖耐量试验

当糖尿病临床症状不典型，血糖偏高，但还不足以诊断糖尿病而又怀疑有糖尿病时，应进行口服葡萄糖耐量试验进行最后的诊断。

正常人口服葡萄糖后，血糖迅速上升，这是由于肠道吸收的葡萄糖暂时地超过肝脏及其他组织对葡萄糖的摄取和利用。随着血糖上升，胰岛素分泌增加，肝糖原生成增快，分解减慢，肝糖输出减少及体内各组织对葡萄糖利用增加。30~60分钟内血糖上升达到最高峰，以后血糖迅速下降，在2小时内下降接近正常水平，每次尿糖均阴性。如果空腹血糖高于7.0毫摩尔/升（126毫克/分升），2小时血糖超过11.1毫摩尔/升（200毫克/分升），则可认为糖耐量降低。其特点是：服糖后血糖的高峰数值显著高于正常人，达到高峰的时间比正常人晚1小时以上，血糖升高持续时间也比正常人长，血糖恢复到正常水平的时间亦延长（大于2小时）。如能排除其他致糖耐量降低的因素，如皮质醇增多症、甲状腺功能亢进症、肝脏疾病等，则可确诊为糖尿病。

[做葡萄糖耐量试验时应注意]

①试验前3天，每天应进食碳水化合物300克，不能少于200克。

②试验前应禁食10~16小时，可以喝水，但试验前一天及试验时禁止喝咖啡、茶水、酒和抽烟。

③避免精神刺激和情绪激动。

④试验前避免剧烈体力活动，至少应静坐或静卧半小时。

⑤某些药物，如口服避孕药、烟酸、水杨酸钠等均可使糖耐量降低，在试验前至少应停用3~4天。

⑥如有心肌梗死、外科手术、脑血管意外等应激状态，都可使糖耐量减低，须等病情完全恢复后再做试验。

⑦葡萄糖应在5分钟内喝完，抽血时间应从服糖的第一口算起。

⑧凡是临床已确诊为糖尿病者，应禁止做这项试验，以免因服糖而引起病情恶化。

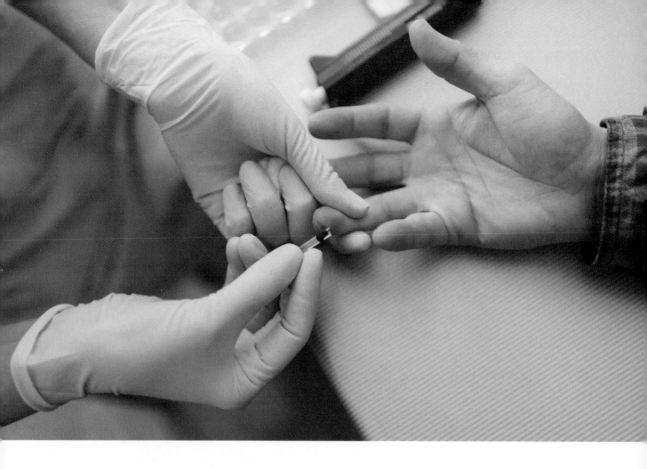

4. 糖化血红蛋白

检测糖化血红蛋白（HbA_{1c}）是血中葡萄糖和红细胞的血红蛋白相结合的产物。测定其水平可反映测定前4~8周血中葡萄糖的平均水平。它与血中葡萄糖的水平成正比关系。一般可每2个月测一次。

糖化血红蛋白（HbA_{1c}的总量）的正常值在6%以下

若HbA_{1c}接近正常，提示取血前4~8周糖尿病控制良好；若高于6%，表示取血前4~8周血糖高于正常，糖尿病控制不好；若超过12%，表示取血前4~8周有严重的持续的高血糖。HbA_{1c}>6.5%，也是确诊糖尿病的条件之一。

糖尿病患者的糖化血红蛋白可比正常人增高1倍以上，大约每增高1%，血糖高0.5~1.0毫摩尔/升，因此可作为诊断、筛选糖尿病的指标之一。

糖化血红蛋白的测定可反映糖尿病患者较长时间内（4~8周）的血糖水平，比血糖测定更能准确地判定糖尿病的疗效。

糖化血红蛋白与糖尿病慢性并发症的产生也有密切关系。如果糖化血红蛋白大于12%，说明病人存在着持续性高血糖，可以出现糖尿病肾病、动脉硬化、白内障等并发症。因此，临床经常以糖化血红蛋白作为指标，来了解病人近阶段的血糖情况，以及糖尿病慢性并发症的进展状态。

糖尿病的诊断标准

2021年中华医学会糖尿病学分会提出的糖尿病诊断标准如下。

> **1** 有明显的症状如"三多一少"等，随时查血糖≥11.1毫摩尔/升。
>
> **2** 空腹血糖≥7.0毫摩尔/升（空腹是指早餐前，且至少8小时内未进食含能量的食物）。
>
> **3** 行口服葡萄糖耐量试验，即服75克葡萄糖后2小时的血糖≥11.1毫摩尔/升。

满足以上3点中的任何一点即可考虑为糖尿病，但必须复查一次（不需同一项目），若仍符合标准，即可诊断为糖尿病。

正常人的空腹血糖应＜6.1毫摩尔／升，餐后2小时血糖应＜7.8毫摩尔／升

若餐后2小时血糖≥7.8毫摩尔／升而＜11.1毫摩尔／升，则为糖耐量减低；若空腹血糖≥6.1毫摩尔／升而＜7.0毫摩尔／升，则为空腹血糖损害。这两种情况不属于糖尿病，一般不予治疗，但又不是正常的，是一种临界状态。有资料显示，若干年后这些人中有三分之一可发展成糖尿病，三分之一不变，另三分之一转为正常，故应引起重视。同时又有许多调查资料表明，这类人比血糖正常的人更易患高脂血症、动脉硬化、高血压、冠心病等，故有人主张应予积极的干预治疗。在目前对药物干预治疗还没有定论的情况下，应控制或调整糖尿病患者的饮食，改变其生活方式，增加运动量，减轻体重，以预防进一步发展。

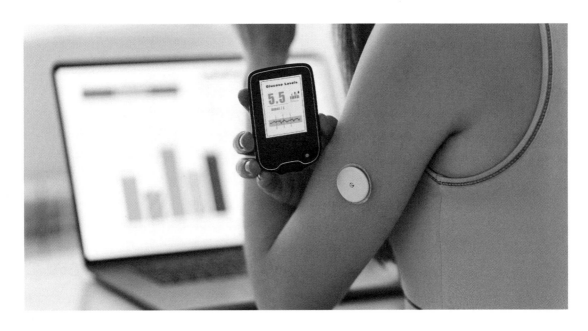

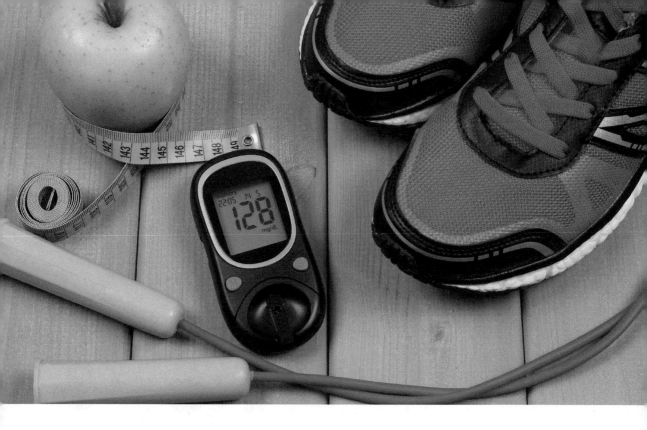

糖尿病的治疗

糖尿病是一种病情比较复杂的全身慢性进行性疾病。在目前的医疗水平下，糖尿病是不易根治的，可以说是一种终身疾病。但患者也不要因为目前无法根治而忧心忡忡、悲观失望。而应正确认识糖尿病本身并不可怕，也不是不治之症，可怕的是严重威胁生命的各种急性和慢性并发症。因此要坚持终身治疗，包括饮食疗法（调养）、运动疗法、口服降糖药物治疗、胰岛素治疗等。1型糖尿病患者需终身使用胰岛素替代治疗，2型糖尿病患者主要采用口服降糖药治疗。只要认真对待，精心治疗（即除药物治疗外还应辅以饮食疗法和运动疗法），两型病人都可以稳定病情，并与正常人一样参加工作，得享天年。

1.2 型糖尿病的治疗

2型糖尿病的初始治疗通常包括饮食疗法（调养）和运动疗法。然而随着时间的推移，对大多数患者来说，这种方法并不能充分降低升高的血糖，最终需要药物干预。由于传统的口服降糖药物并不能维持长期的血糖控制，许多患者需多种药物联合治疗且最终可能需要胰岛素和胰岛素类似物治疗。目前市场上有五类不同类型的口服降糖药物：磺脲类、双胍类、葡萄糖苷酶抑制剂、餐时血糖调节剂、胰岛素增敏剂。这些药物通过不同的作用机制发挥降糖作用。

2.1 型糖尿病的治疗

1型糖尿病患者需要胰岛素终身治疗并辅以运动和饮食疗法。

▸ 运动疗法

运动疗法是糖尿病治疗中的一项重要措施，适度而有规律的运动有利于糖尿病患者病情的控制并改善患者的全身状态，预防慢性并发症的发生和发展。适合于糖尿病患者的体育锻炼方式多种多样，如散步、跑步、各类健身操、太极拳、打球、游泳、滑冰、滑雪、划船及骑自行车等。选择体育锻炼的方式要因人而异，应根据患者的年龄、性别、性格、爱好和糖尿病患者的病情程度、身体状况以及是否有并发症等具体情况而定，灵活掌握。

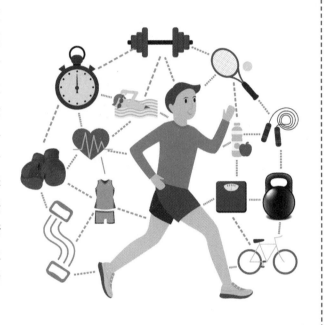

▸ 饮食疗法

饮食疗法（调养）是目前被公认的治疗糖尿病的一项基础治疗。无论糖尿病属于何种类型，病情轻重缓急如何，有无并发症，是否用胰岛素或口服降糖药物治疗，都必须严格执行和长期坚持饮食疗法（调养）。

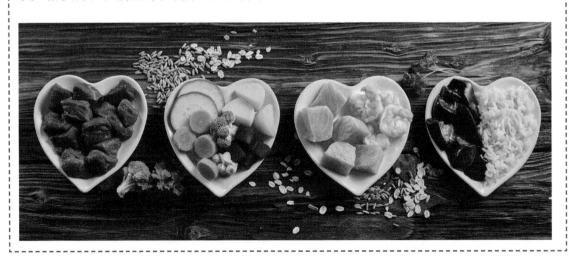

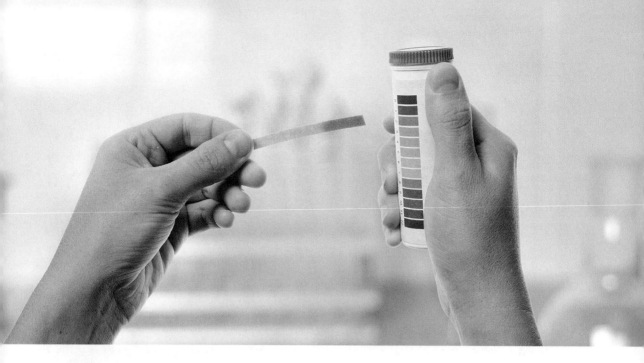

糖尿病的自我监测

　　糖尿病的自我监测，就是对糖尿病的病情变化及治疗效果进行监控，这是糖尿病能良好控制的保证。糖尿病患者对病情的自我监测非常重要，因为糖尿病是一种终身性疾病，如能良好控制，常可保持与健康人几乎相近的生活状态和寿命，病人决不能单纯依靠医师的诊治，而应学会如何对病情进行自我监测，判断治疗目标是否已经达到，以配合医师控制疾病。通过有效的糖尿病监测，可及时调整治疗方案，保持理想的控制状态，并可及时发现、及时防治糖尿病急、慢性并发症的发生和发展。

　　常采用以下方法进行糖尿病自我监测。

1. 自测尿糖

　　尿糖测定简单易行，但准确性较差，只能大概反映血糖的高低。若患者肾糖阈高（老年人），即使血糖很高，也查不出尿糖。尿糖还与尿量有关，而且低血糖无法通过尿糖查出。尿糖测定以前使用班氏试剂，加入尿液后加热，观察试剂变色及沉淀，以判定尿糖多少。但由于此方法比较繁琐，有时受非糖还原物质的影响，并非特异性，所以目前已基本上淘汰。

　　现在常用的方法是直接应用尿糖试纸，**只需将试纸涂有葡萄糖氧化酶试剂的一端浸入尿液中，放置规定的时间后取出，与试纸瓶中附有的标准颜色对比，即可知道为几个＋号。**但试纸检测有时不够准确，使用时应注意不要过期，试纸浸入的时间和比较颜色的时间都要按规定进行，否则易发生误差。还要注意，不同厂家的试纸质量差别较大。

2. 自测血糖

袖珍血糖仪的问世，使得糖尿病患者在家里自测血糖成为可能。由于技术的不断改善，这种血糖仪的准确性已大大提高，如果操作得当，结果接近大型仪器，用于血糖控制的监测是完全可以的，而且在有低血糖反应的症状时，可以马上检查，观察血糖是否降低，以便及时处理。多数袖珍血糖仪是一台带有简单数据处理功能的比色计。一般将葡萄糖氧化酶、过氧化物酶及底物等混合制成试纸，将血液滴于试纸上，经过约1分钟的反应后试纸颜色改变，仪器根据颜色变化的深浅，计算出血糖的浓度。袖珍血糖仪目前国内还不能生产，只能靠进口，因此仪器和试纸均较昂贵。如果经济条件许可，糖尿病患者最好能购买一台袖珍血糖仪。

1型糖尿病患者如果进行强化治疗，一般要求一天检查血糖4次，即早晨空腹一次和三餐后2小时各一次，或三餐前和睡前各一次，有低血糖症状时随时检查。

2型糖尿病患者开始调整用药剂量时应每天检查3次，到血糖较为稳定后，可以3~7天检查1次。有了血糖自测结果，医师调整药量就减少了许多盲目性，甚至患者自己也可以根据血糖水平适当调整药量，如早餐后2小时或午餐前的血糖过高，就可以增加早餐前的胰岛素用量。根据临床观察，使用自我血糖监测的糖尿病患者的血糖控制要比未使用者好得多。

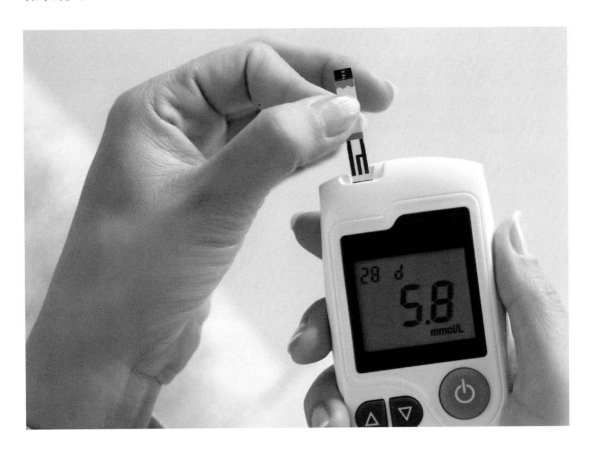

糖尿病的控制目标

限于目前的医学水平，糖尿病还是一种不可根治的慢性疾病，因此需要持续的医疗照顾。从生物医学的角度，糖尿病的治疗目标是通过纠正糖尿病患者不良的生活方式和代谢紊乱，以防止急性并发症的发生和减低慢性并发症的风险。但是在对糖尿病的管理过程中，提高糖尿病患者的生活质量和保持良好的心理状态也是糖尿病患者重要的治疗目标。因此，在糖尿病管理小组中，患者本人是关键的成员，任何治疗方案的实施都要考虑到患者个体化的要求并不可忽略患者的家庭和其他的心理因素。

糖尿病的治疗应是综合性的治疗。"综合性"的第一层含义是：糖尿病的治疗应包括饮食控制、运动、血糖监测、糖尿病自我管理教育和药物治疗。"综合性"的第二层含义是：虽然糖尿病主要是根据高血糖确诊因而需要医疗照顾，但对大多数的2型糖尿病患者而言，往往同时伴有"代谢综合征"的其他表现，如高血压、血脂异常等。所以糖尿病的治疗应包括降糖、降压、调脂和改变不良生活习惯如戒烟等措施的综合治疗。

因此，有效的糖尿病治疗可使糖尿病达到理想或良好的控制目标（见表1-1）。

表1-1 糖尿病的控制目标（中国2型糖尿病的综合控制目标）

	目标值
毛细血管血糖（毫摩尔/升）空腹	4.4 ~ 7.0
毛细血管血糖（毫摩尔/升）非空腹	<10.0
HbA_{1C}（%）	<7.0
血压（毫米汞柱）	<130/80
BMI（千克/平方米）	<24
TC（毫摩尔/升）	<4.5
HDL-C（毫摩尔/升）男性	>1.0
HDL-C（毫摩尔/升）女性	>1.3
TG（毫摩尔/升）	<1.7
LDL-C（毫摩尔/升）未合并动脉粥样硬化性心血管疾病	<2.6
LDL-C（毫摩尔/升）合并动脉粥样硬化性心血管疾病	<1.8

TipS:

注：HbA_{1C}（糖化血红蛋白），BMI（体重指数），TC（总胆固醇），HDL-C（高密度脂蛋白胆固醇），TG（甘油三酯），LDL-C（低密度脂蛋白胆固醇）

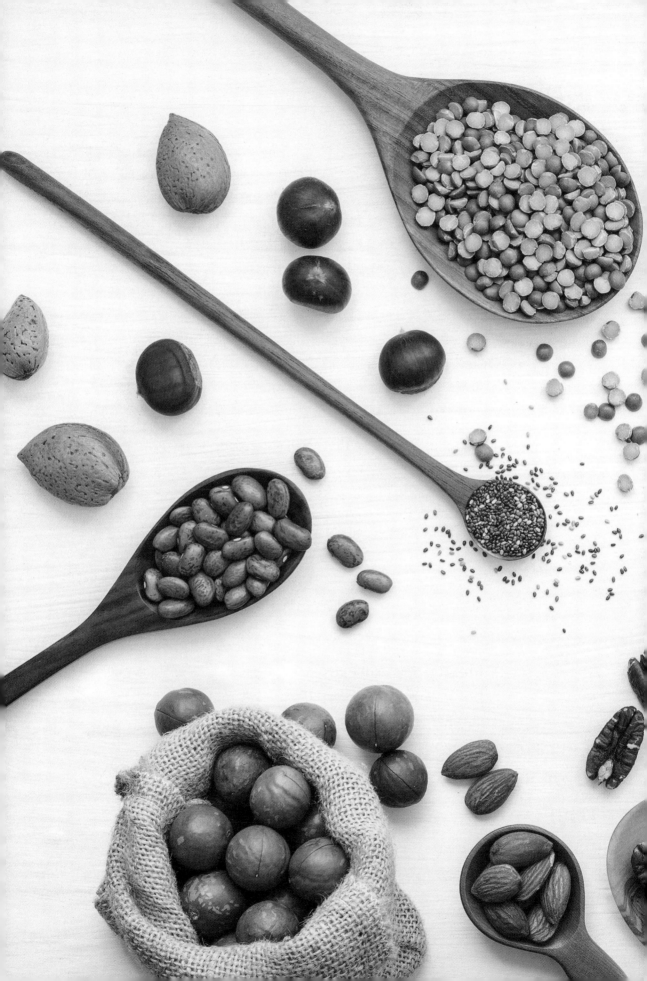

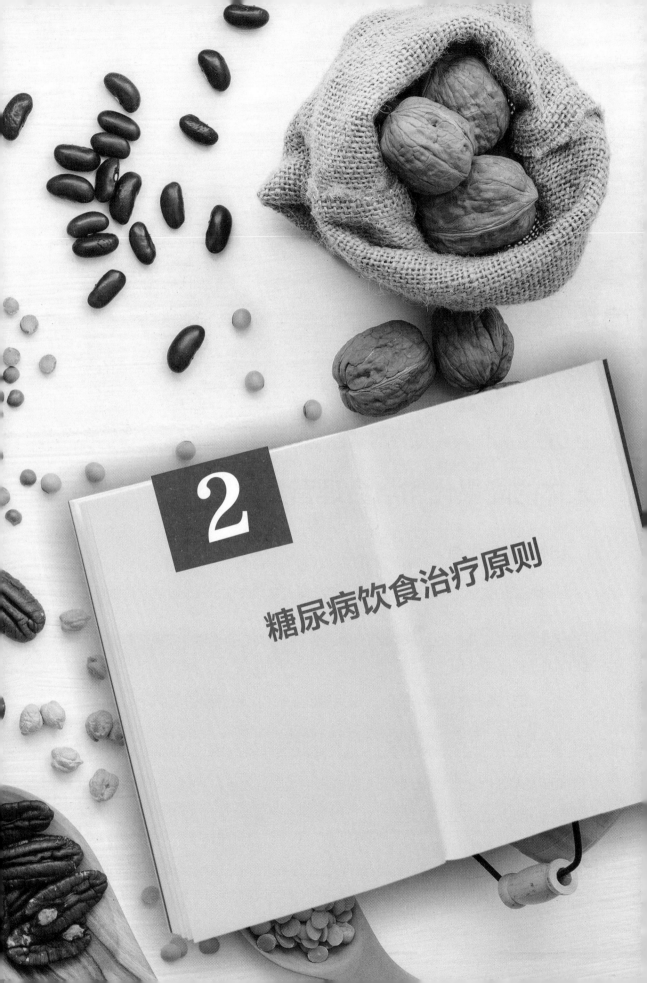

2

糖尿病饮食治疗原则

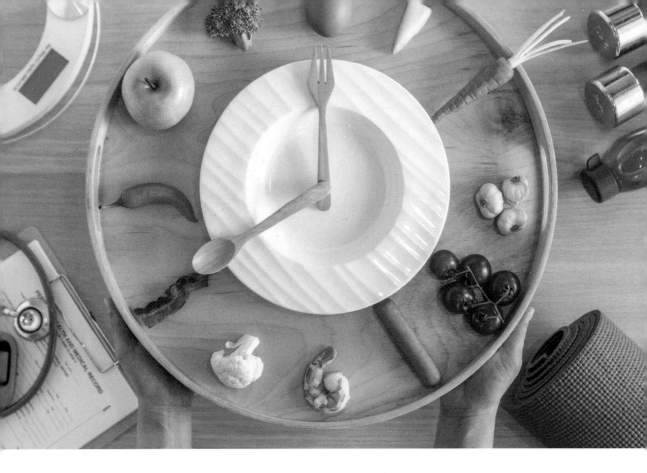

人体的能量代谢与合理营养

1. 人体的能量代谢

人体所需的能量是通过不断地与外界环境进行物质交换，并通过物质代谢获得的。物质代谢过程伴随着能量的释放、转移和利用就叫做能量代谢。

人体能量来源是食物中的碳水化合物（糖）、脂肪、蛋白质。三种营养素在体内氧化时所产生的能量如下。

每克碳水化合物4千卡*，每克脂肪9千卡，每克蛋白质4千卡。

人体的能量需要量，主要决定于以下三个方面。

1 即维持基础代谢所需的能量。

2 从事劳动所消耗的能量。

3 食物特殊动力作用所消耗的能量。

*1卡=4.2焦耳，焦耳是国际标准单位，本书按临床习惯，仍使用卡作为能量单位，下文不再说明。

2. 人体的合理营养

人体为了维持生命和健康，保证身体正常生长和从事劳动，每天必须摄入一定数量的食物，从中获得营养物质。这些供给能量、组成机体、调节生理机能的物质，在营养学上就称为营养素。

营养素包括蛋白质、脂肪、碳水化合物（糖）、水、矿物质、维生素、微量元素和膳食纤维。

碳水化合物、脂肪、蛋白质	供应能量，保持体温
碳水化合物、脂肪、蛋白质、水、矿物质	构成组织，补偿损耗
碳水化合物、脂肪、蛋白质、水、矿物质、微量元素、维生素、膳食纤维	调节生理功能

任何一种食物不可能包含所有的营养素，而任何一种营养素都不可能具备全部营养功能。膳食中营养素过多或不足，都可对人体健康造成不同程度的危害。

合理的营养能保证人体正常的生长发育、修补组织、维持体内各种生理活动，提高机体抵抗力和免疫功能，更好地适应各种环境条件，从而延年益寿。总之，合理的营养也是预防和治疗疾病的需要。

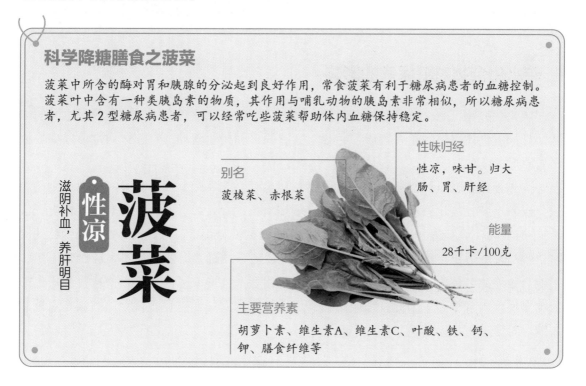

科学降糖膳食之菠菜

菠菜中所含的酶对胃和胰腺的分泌起到良好作用，常食菠菜有利于糖尿病患者的血糖控制。菠菜叶中含有一种类胰岛素的物质，其作用与哺乳动物的胰岛素非常相似，所以糖尿病患者，尤其2型糖尿病患者，可以经常吃些菠菜帮助体内血糖保持稳定。

菠菜

性凉

滋阴补血，养肝明目

别名
菠棱菜、赤根菜

性味归经
性凉，味甘。归大肠、胃、肝经

能量
28千卡/100克

主要营养素
胡萝卜素、维生素A、维生素C、叶酸、铁、钙、钾、膳食纤维等

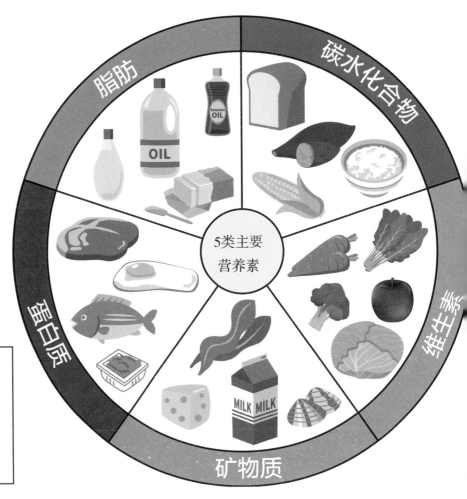

各种营养素对糖尿病的影响

1.碳水化合物对糖尿病的影响

　　碳水化合物（糖）分为单糖、双糖和多糖。它是人体从膳食中摄取能量最主要的来源，是构成机体组织的重要物质，并参与细胞的多种代谢活动。它在体内主要以葡萄糖和糖原形式存在。

　　人体葡萄糖在机体需要能量和组织供氧充足时，能氧化分解，其最终代谢产物是二氧化碳和水。二氧化碳从肺呼出，水从肾脏排出。正常人饭后血糖升高有一定幅度，饭后1小时最高一般不超过9毫摩尔/升，饭后2小时血糖恢复正常。这是因为在血糖变化的同时，胰岛素的分泌也随之增减的缘故。糖尿病患者，胰岛素分泌相对不足或绝对不足，不能有效地调节体内的血糖水平，出现了糖代谢紊乱，形成了高血糖，使从肾脏排出的糖增多便会出现糖尿。因此，糖尿病患者如果像正常人一样进食，就无法控制高血糖和尿糖，对糖尿病的病情产生不良影响。

　　糖尿病饮食治疗的关键是合理控制碳水化合物的摄入。在胰岛素问世以前，糖尿病患者饮食中碳水化合物含量很低，只占总能量的10%左右，现在已达到50%～60%。原则上食谱的制订应根据患者的具体情况，适当限制碳水化合物的摄入量，但不能过低。目前认为，在糖尿病治疗中，主要以控制主食量来达到控制血糖升高的目的是不合理和不科学的。因为葡萄糖是体内能量的主要来源，若不吃主食或进食过少，葡萄糖来源缺乏，对糖尿病患者将会带来以下不良影响。

1　必然动员脂肪代谢供给能量，容易发生酮症。

2　在饥饿状态下，糖原分解及糖的异生作用增加，以不断补充血液中葡萄糖的不足，来维持体内血糖的日常所需，则容易出现反应性高血糖。

3　不能合理使用降糖药物，容易引起低血糖反应。

4　脂肪异生，易致高脂血症等各种并发症。

5　长此下去，患者人体消瘦，抗病能力下降，容易感染。

科学降糖膳食之大豆

大豆是可溶性纤维很好的来源。可溶性纤维中的碳水化合物有助于血糖的改善，同时大豆纤维不像其他纤维，它在身体内很容易分解，对消化系统不会造成过重的负担。另外，糖尿病患者容易感到疲惫，而大豆含有多种必需氨基酸，能为人体提供能量来源。

润泽肌肤，
防癌抗癌

性平

大豆

别名
大豆

性味归经
性平，味甘。归
脾、胃经

能量
390千卡/100克

主要营养素
胡萝卜素、维生素A、烟酸、维生素E、蛋白质、钾、磷、钙、镁、铁、硒、锌、亚油酸、亚麻酸等

2. 蛋白质对糖尿病的影响

蛋白质是一种含氮的高分子化合物，基本组成单位是氨基酸。合成蛋白质的氨基酸有二十多种，其中8种必需氨基酸是人体自身不能合成的，必须由食物供给。食物中瘦肉、鱼、蛋类、豆类等含蛋白质较多，这些食物被人体消化吸收后，以氨基酸的形式参与蛋白质的合成，以补偿生理性消耗。

正常情况下，每人每天进食50克蛋白质即可。糖尿病患者，蛋白质代谢紊乱，表现为合成受阻，分解加强，出现糖异生作用，导致高血糖症。患者体内蛋白质消耗增多，形体日见消瘦。如果摄入的蛋白质不足以弥补消耗，收支不平衡，入不敷出，就会出现负氮平衡。长此下去，青少年糖尿病患者则生长发育不良，成人患者则消瘦、衰弱，抗病能力下降，易并发各种感染性疾病。可见蛋白质对糖尿病的影响是很大的。糖尿病患者膳食中应补充足够的含蛋白质丰富的食物，一般蛋白质的需要量与正常人相当或稍高。糖尿病患者摄入蛋白质的量应视具体情况而定。

1

糖尿病患者一般每日每千克体重应摄入蛋白质1克，病情控制不好或消瘦者，可增至1.2～1.5克。

2

蛋白质提供的能量应占总能量的12%～20%。孕妇、乳母、儿童应考虑其生长发育及生理特点，增加蛋白质的供给。如儿童糖尿病患者蛋白质的需要量为每千克体重2～3克；妊娠5个月后的糖尿病孕妇，每日应比成人增加15～25克蛋白质。

3

当糖尿病合并肾病，肾功能尚未衰竭时，可以多进食蛋白质，每日蛋白质的摄入量应为80～100克，最好食用动物蛋白质。因在大量增加蛋白质时，钠的摄入量亦随之增加，所以要适当限制钠的摄入量。

4

当糖尿病合并肾病，伴有肾功能不全及尿素氮增高时，如何调整蛋白质的摄入量是很重要的。此时可从尿中尿素排出量的测定间接了解患者可以摄取蛋白质的量。如每日摄入的蛋白质不能超过21克，此时应全部选用优质蛋白质，主要是采用动物蛋白质。

一般可从血尿素氮与肌苷比值来判断优质蛋白质的用量是否合适。正常尿素氮与肌苷的比值为20∶1，若分解过盛，比值将转为40∶1或更高，这说明优质蛋白质的用量不能满足需要。

5

糖尿病性肾病伴有氮质血症的患者，治疗上有一定的矛盾。如蛋白质摄入不足，易发生低蛋白血症；蛋白质给予较多，易加重氮质血症。因而要查尿素氮，以估计患者每日所能接受的蛋白质含量。必要时可输血浆、白蛋白和氨基酸。

6

对有并发症的患者，如并发胃肠消化吸收不良、结核病等，蛋白质的供应量应适当提高。尿毒症、肝昏迷等并发症则要限制蛋白质的摄取量。糖尿病患者外伤后伤口不易愈合，为加速伤口愈合，患者饮食中必须有充足的蛋白质。

7

有些糖尿病患者每日主食限制很严，而对鱼、肉、蛋、豆制品则随便食用，结果血糖控制很不理想。这是因为摄入过多的蛋白质食物，蛋白质可异生为葡萄糖，对控制糖尿病不利。

科学降糖膳食之黑豆

黑豆中含有的植物固醇有抑制人体吸收胆固醇、降低血液中胆固醇含量的作用。糖尿病患者常食黑豆，能软化血管，降低并发高脂血症和心血管疾病的概率。黑豆含有蛋白质、膳食纤维、矿物质和维生素等多种营养物质，是糖尿病、高脂血症患者补充营养、强健身体的理想食品。

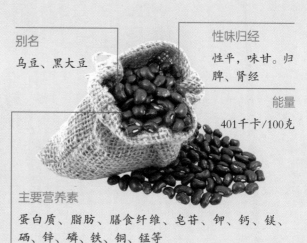

补肾抗癌，乌发明目

性平

黑豆

别名
乌豆、黑大豆

性味归经
性平，味甘。归脾、肾经

能量
401千卡/100克

主要营养素
蛋白质、脂肪、膳食纤维、皂苷、钾、钙、镁、硒、锌、磷、铁、铜、锰等

3. 脂肪对糖尿病的影响

脂肪是人体结构的重要成分，在体内起到保护和固定内脏器官的作用。脂肪主要由硬脂酸、软脂酸和甘油组成。它是体内能量储存的最好形式。含不饱和脂肪酸较多的食物，如植物油、鱼油和各种禽类的脂肪等，具有降低胆固醇的作用；含饱和脂肪酸较多的食物，如猪油、牛油、羊油、奶油、可可油等，被认为有增高胆固醇的作用。

糖尿病患者体内脂肪合成减少，分解加速，脂质代谢紊乱，从而引起血脂增高，甚至导致大、小血管动脉硬化。当脂肪摄入的种类和数量不当时，可使高脂血症、脂肪肝、高血压等并发症加速出现。因此，糖尿病患者选择脂肪类食物时应注意以下几点。

1

为了预防和治疗并发症，必须合理食用脂肪。脂肪的摄入应根据患者的具体情况而定。一般脂肪的每日摄入量应占总能量的20%～35%，或者更低些，每千克体重不宜超过1克。因为高脂膳食会妨碍糖的利用。此外，脂代谢本身就可以产生酮体，容易诱发和加重酮症酸中毒。因此，必须很好地掌握脂肪的摄入量，以免产生不良后果。每日脂肪用量超过100克者为高脂饮食，低于50克者为低脂饮食。糖尿病患者不宜采用高脂肪膳食。

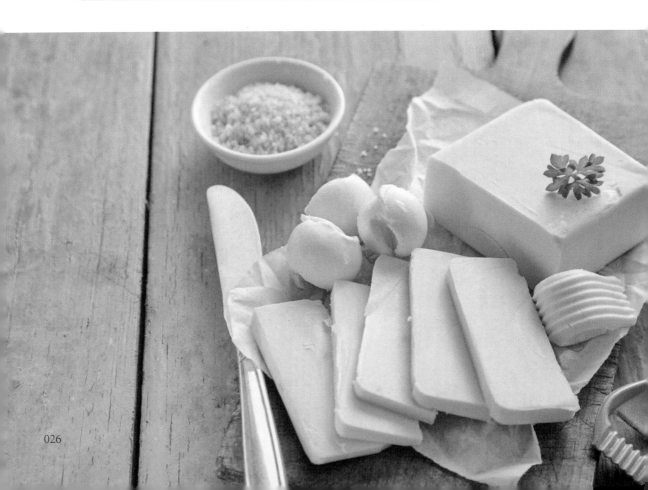

2

肥胖型糖尿病患者应严格限制脂肪的摄入，每日不宜超过40克。消瘦患者可相应提高脂肪的摄入量。

3

油脂的种类以选择不饱和脂肪酸为宜。这类脂肪酸具有降低血脂，预防动脉粥样硬化的作用，但不能超过摄入量。

4

饱和脂肪酸的摄入量应小于总能量的10%，约占脂肪摄入总量的1/3，尽量少吃或不吃动物性脂肪。

5

少吃含胆固醇高的食物，每日从食物中摄取的总胆固醇量，不宜超过300毫克。含胆固醇较多的食物有动物内脏类、蛋黄、鱼子、肉类等。

6

必需脂肪酸是人体代谢的重要物质，必须从食物中摄取。它们具有促使胆固醇转变和排泄的功能，能够降低血中胆固醇的浓度，对糖尿病患者是有利的。

科学降糖膳食之大蒜

大蒜中含硒较多，硒能促进胰岛素的分泌，增加组织细胞对葡萄糖的吸收，提高人体葡萄糖耐量，迅速降低体内血糖水平，并可杀死病菌，从而有效预防和治疗糖尿病。大蒜可防止心脑血管中的脂肪沉积，降低胆固醇，抑制血小板的聚集，降低血浆浓度，增加微动脉的扩张度，促使血管舒张，调节血压，增加血管的通透性，从而抑制血栓的形成，预防动脉硬化，对糖尿病合并心脑血管疾病患者有很好的帮助。

大蒜 性凉 温中健胃，消食理气

别名：蒜、蒜头、胡蒜

性味归经：性凉，味甘。归心、脾、肾经

主要营养素：碳水化合物、蛋白质、钾、磷、钙等

能量：128千卡/100克

4. 维生素对糖尿病的影响

维生素是人体不可缺少的营养素之一，对维持人体正常代谢和调节生理功能有非常重要的作用。多数维生素是机体内酶系统中辅酶的组成部分。维生素分脂溶性和水溶性两类，主要从食物中摄取，不能在体内合成（见表2-1）。

表2-1 人体各种维生素的需要量及来源

维生素	维生素每日需要量（毫克）			来源
	成人	婴幼儿	孕妇及乳母	
B_1	1.2 ~ 1.8	0.4 ~ 1.2	2.5 ~ 3.0	糙米、玉米面、瘦肉、内脏（肝脏含量多）、荞麦面、小米
	发育期 1.2 ~ 1.8			
B_2	1.5 ~ 2.0	0.6 ~ 1.8	2.5 ~ 3.0	鳝、黄豆、青豆、蚕豆、花生、杏仁、榛子、葵花籽、荠菜、牛奶、鸡蛋、黑木耳
	发育期 1.8 ~ 2.5			
B_6	1 ~ 2	0.8	10	酵母、米糠、种子、谷类及其胚芽
B_{12}	0.001 ~ 0.002			动物肝、肾（含量多）蛋奶、谷类（含量少）
C	52 ~ 75	30 ~ 75	100 ~ 150	大白菜、小白菜、柿椒、西红柿、橘、橙、柚、柠檬、酸枣、山楂
	发育期 80 ~ 100			

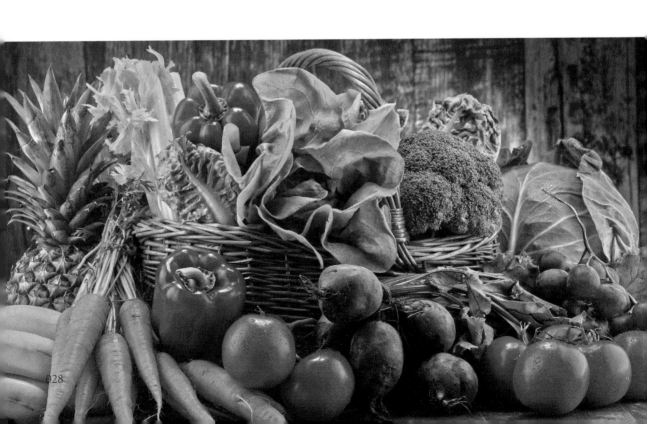

　　糖尿病患者由于需限制主食和水果的摄入量，往往造成维生素来源不足，尤其容易发生维生素B_1缺乏而引起手足麻木和多发性神经炎等。晚期糖尿病患者还常常合并营养障碍和多种维生素缺乏，成为糖尿病性神经病变的诱因之一。因此，糖尿病患者的饮食中应注意补充足够的维生素，特别是维生素B_1的供应。一般谷类食品中维生素B_1的含量较高。维生素B_1是水溶性维生素，如遇高温或烹饪时间过久，则易于损失。此外，它在酸性溶液中比较稳定，在碱性溶液中易被破坏。因此，在烹调菜肴时不要高温，不要加碱，以免破坏维生素B_1。糖尿病患者病情控制不好，或有神经病变，多是由于B族维生素损耗增多所致，应及时补充。可以肌注维生素B_1、弥可保（甲基维生素B_{12}），也可口服大量的维生素B_1、B_2、B_6和弥可保，则有助于缓解神经系统症状。补充维生素C可以预防因其缺乏而导致的微血管病变。总之，补充适量的B族维生素和维生素C，对糖尿病患者是有益而无害的。

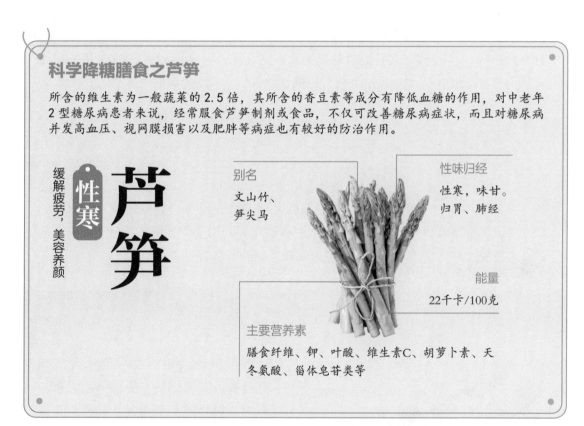

科学降糖膳食之芦笋

所含的维生素为一般蔬菜的 2.5 倍，其所含的香豆素等成分有降低血糖的作用，对中老年 2 型糖尿病患者来说，经常服食芦笋制剂或食品，不仅可改善糖尿病症状，而且对糖尿病并发高血压、视网膜损害以及肥胖等病症也有较好的防治作用。

缓解疲劳，美容养颜

性寒

芦笋

别名

文山竹、笋尖马

性味归经

性寒，味甘。
归胃、肺经

能量

22千卡/100克

主要营养素

膳食纤维、钾、叶酸、维生素C、胡萝卜素、天冬氨酸、甾体皂苷类等

5. 矿物质对糖尿病的影响

矿物质又叫无机盐。人体内已发现的矿物质有二十多种，其重量为成年体重的4%左右。其量虽少，但它们各有其重要的生理作用，有的是构成身体组织的原料。其中又分营养上需要量较大（每日需要量＞100毫克）的常量元素，如钙、磷、钾、钠等；以及营养上需要量较小（每日需要量＜100毫克）的微量元素，如铬、钴、铜等。人体如缺少这些矿物质，就会影响健康，以致引起各种疾病。人体对矿物质的需要量及来源见表2-2。

钙、镁、磷、钾等常量元素是人体不可缺少的，与糖尿病及其并发症关系密切。

1

钙有助于改善糖尿病患者的骨质疏松症，纠正细胞内缺钙，降低患者动脉粥样硬化发展速度和对抗糖尿病肾病的发展。因此，在治疗糖尿病时，应及时补充钙和适量的维生素D。成人每日需要钙0.6～0.8克，应大力提倡从饮食中补充钙。

2

磷参与体内物质代谢和维持酸碱平衡。糖尿病继发骨质疏松与大量钙、磷的丢失有关。磷的缺乏会影响糖尿病的骨代谢。

3

镁能激活体内多种酶，维持核酸结构的稳定性，还可调节神经系统和肌肉的活动。人体如缺镁，可产生胰岛素抵抗、碳水化合物耐受性减低、动脉粥样硬化加速、血脂异常、高血压以及糖尿病患者妊娠期间的不良后果。

4

钾对维持人体内液渗透压和酸碱平衡起着重要的作用，能调节和维持心脏节律，加强肌肉的兴奋，并参与蛋白质、碳水化合物和能量代谢。糖尿病酮症酸中毒患者因多尿而钾排出增多，因恶心、呕吐而钾摄入减少，为避免补充碱剂（纠正酸中毒）和胰岛素而导致的血钾下降，患者应酌情补钾。

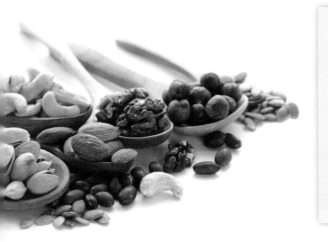

表2-2 矿物质的需要量及来源

矿物质	每日需要量			来源
	成人	儿童及青少年	孕妇及乳母	
铬	20 ~ 50微克 （成人随着年龄增长，体内的铬含量逐渐减少，老年人都缺铬）	3岁以前高于成人 3岁以后同成人	30 ~ 60微克	啤酒酵母、贝壳类、动物尾巴、蘑菇、小鸡、河虾、黑胡椒、硬水
钙	0.6 ~ 0.8克	1 ~ 1.5克	1.5 ~ 2克	乳类及其制品、贝壳类（虾米、蛤蜊）、鸡蛋、骨粉、绿叶蔬菜、黄豆及其制品，硬果类（杏仁、瓜子等）、麦麸
磷	1.32克	1.46克	2.0克	动物类（乳、蛋、鱼、肉），植物类（粗粮、干豆、硬果、蔬菜等）
镁	250 ~ 300毫克	150毫克（婴儿）	800毫克	小米、大麦、燕麦、豆类、小麦、紫菜
钾	2 ~ 3克	每日每千克体重0.05克	适当增加	肉类、乳类、豆类、谷类、蔬菜、水果
锌	12 ~ 16毫克	需要量稍大	适当加量	肝脏、胰脏、肉、鱼、海产品、豆类、麸

此外，微量元素铬、钴、铜等对糖尿病也有一定的影响。据研究表明，铬的缺乏与2型糖尿病有关。为糖尿病患者提供强化铬食品，也可能是防治糖尿病的新途径。

科学降糖膳食之花菜

花菜含有丰富的铬，铬有助于调节血糖，降低糖尿病患者对治疗药物和胰岛素的需求量。如果糖耐量不稳定，那么铬可以修正糖耐量。医学研究中，专家将2型糖尿病的发病率升高主要归因于饮食中缺乏铬。可见，铬可以有效防治糖尿病。

润肺止咳，增强免疫力

性平

花菜

别名
菜花、花椰菜

性味归经
性平，味甘。归肾、脾、胃经

能量
26千卡/100克

主要营养素
维生素C、类胡萝卜素、膳食纤维、钾、磷等

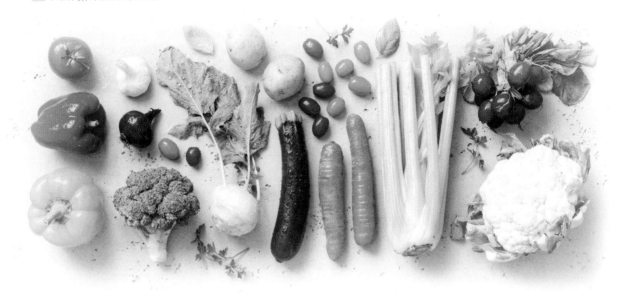

6. 膳食纤维对糖尿病的影响

膳食纤维是食用植物细胞壁及细胞间质的组成成分，属于不产生能量的多糖类物质，不会被人体消化，也不会被吸收，更不会提供能量。

膳食纤维按其理化性质可分为可溶性和不可溶性两类。

①

可溶性膳食纤维主要有果胶、藻胶、豆胶以及树胶黏质等，如在水果、蔬菜、海带、紫菜和豆类等中所含有的纤维均属可溶性膳食纤维。其中果胶存在于水果中；藻胶存在于海带、紫菜等中；豆胶存在于某些豆类中。

②

不可溶性膳食纤维有纤维素、半纤维素和木质素，来源于谷类和豆类种子的表皮以及植物的茎、叶，如米糠、麸皮、甜菜屑和玉米皮等。含纤维素最多的是玉米皮，含量达90%；其次为豆类皮，也达80%；小麦麸皮也含有44%。此外，青菜、芹菜、花菜、胡萝卜、南瓜等食物均含有较多的纤维素。

医学研究已证实，缺乏膳食纤维的西方膳食是包括糖尿病、高脂血症、冠心病、结肠癌等在内的许多疾病的重要诱发因素之一。研究发现，膳食纤维具有降低血糖特别是降低餐后血糖的功效，可使血中胰岛素水平有不同程度的下降，使糖耐量和胰岛素释放试验也得到改善。这可能是因为膳食纤维可延缓食物在胃肠道内的排空时间，以及果胶能吸收水分，在肠道形成凝胶过滤系统，从而影响了碳水化合物的吸收，或阻碍消化酶的作用，或通过其他途径改变营养素的消化和吸收。果胶水溶液有一定黏滞度，试验证明其黏滞度与血糖降低程度呈正相关；果胶还能刺激胃肠道激素"胃抑多肽"分泌减少，使餐后血糖及血清胰岛素水平降低；还可能是通过减少胰高血糖素的分泌，减少对胰岛B细胞的刺激，并增加周围组织胰岛素受体的敏感性，而使葡萄糖代谢得到了加强的缘故。这些有益的作用，无疑对防治糖尿病有着十分积极的作用。

另外，膳食纤维还可与体内胆汁酸、胆盐结合，从而阻断或部分阻断胆固醇和胆汁的肠肝循环，并增加大便中胆盐的排出。由于胆汁酸是合成胆固醇的前身物质，故可使血清胆固醇浓度下降，从而改善脂质代谢，对高脂高胆固醇血症、胆囊结石以及心血管并发症的发生和发展都有预防和治疗作用。膳食纤维可延缓胃排空时间，增加饱胀感，使摄入的食物量和能量均有减少，有利于减轻体重，控制肥胖。膳食纤维还可促进肠蠕动，因其渗透作用而起到软便、促进排便效果，因而可以解除便秘、改善痔疮、降低结肠癌的发病率。这些作用也有益于糖尿病患者减轻饥饿感和肥胖，预防其并发症的发生和发展。但是，长期食用高纤维饮食，可导致某些无机盐、维生素、微量元素和氨基酸的丢失，而影响健康，特别是影响儿童的生长发育，所以应定期测定血钠、钾、钙、磷、铁、镁等。有腹泻和自主神经失调者，应在医生指导下选用食品。

膳食纤维作为治疗糖尿病的一种饮食要素，当之无愧，它的临床应用价值日益受到重视。因此，糖尿病患者膳食中要增加膳食纤维的摄入量。世界卫生组织（WHO）推荐膳食纤维的每日摄入量为27～40克，更精确的计算公式为成人每日膳食纤维摄入量应>14克/千卡。关于增加的形式，多主张以天然食物为来源而不用提纯纤维。也就是说，多吃些富含膳食纤维的蔬菜、水果类食物，如芹菜、菠菜、豆芽、鲜豆荚、海藻、草莓、菠萝、核桃、花生，还可食用麦麸、嫩玉米等，也有人试用南瓜制品。

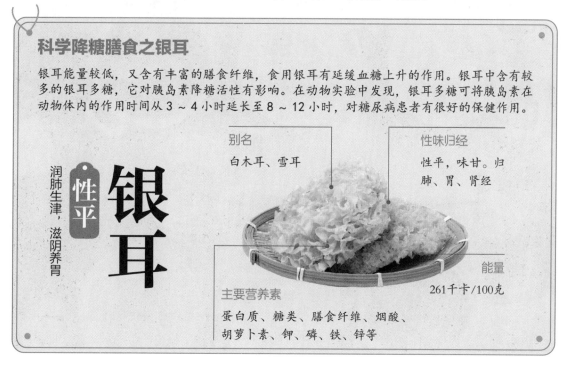

科学降糖膳食之银耳

银耳能量较低，又含有丰富的膳食纤维，食用银耳有延缓血糖上升的作用。银耳中含有较多的银耳多糖，它对胰岛素降糖活性有影响。在动物实验中发现，银耳多糖可将胰岛素在动物体内的作用时间从3～4小时延长至8～12小时，对糖尿病患者有很好的保健作用。

润肺生津，滋阴养胃

性平

银耳

别名
白木耳、雪耳

性味归经
性平，味甘。归肺、胃、肾经

主要营养素
蛋白质、糖类、膳食纤维、烟酸、胡萝卜素、钾、磷、铁、锌等

能量
261千卡/100克

糖尿病饮食治疗的原则与方法

1. 糖尿病饮食治疗的重要性

正常人进食之后，虽然血糖也有升高，但是，由于体内胰岛素的分泌也随之增加，所以血糖总能维持在一定的范围内，而不会升得很高。糖尿病患者就不一样，由于体内胰岛素绝对或相对不足，如果像正常人那样进食，饭后血糖就会升得很高，使胰岛B细胞负担加重，进一步加重病情，促使并发症的发生和发展。通过合理控制饮食，能使胰岛素对血糖的敏感性增加，周围组织对胰岛素抵抗性降低，体内血糖不至于过分升高，从而减轻了胰岛B细胞的负担，也就不至于使功能已经不足的胰岛B细胞功能完全垮掉，并且在一定程度上，胰岛B细胞功能因其工作压力减轻，得以"休养生息"而有所恢复。这样就有助于血糖的控制，维持理想体重，提高免疫力，增强对药物的敏感性，应该说有很重要的治疗意义。因此，每一位糖尿病患者，不论病情轻重，不论是注射胰岛素，还是口服降糖药，都必须合理地控制饮食，将饮食治疗作为基础疗法。

对于2型糖尿病患者，尤其是肥胖者，一经确诊，马上就要控制饮食，只要坚持控制饮食，就能有效地控制糖尿病。

对于1型或2型糖尿病患者、重症糖尿病患者，更应严格控制饮食。

在制定饮食调养方案的基础上，调整胰岛素或口服降糖药用量。相反，如果不能很好地控制饮食，只图一时痛快而大吃大喝，就会加重胰岛B细胞的负担，导致病情恶化，各种并发症就会相继出现，甚至危及生命。所以，每一个糖尿病患者都应该很好地重视

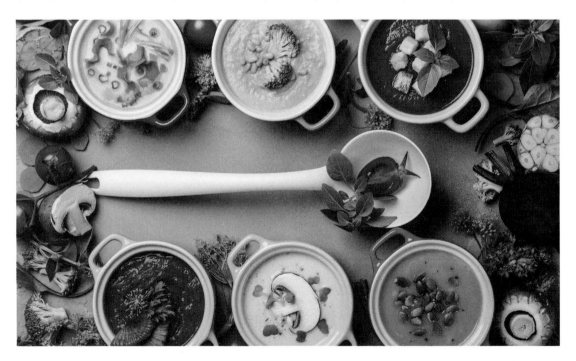

和掌握饮食治疗的方法，而且要终生坚持饮食治疗。

使用胰岛素治疗时，病人的每日膳食应定时定量，一般按1/5、2/5、2/5的比例分配三餐能量，总能量的计算和食谱的设计应遵循饮食原则，参照本书的糖尿病膳食原则，或遵照医师及营养师的指导，科学安排。

当然，控制饮食不等于少吃或不吃，也并非只限制碳水化合物的量，而应全面调整饮食结构，使之符合平衡膳食的要求，并且根据患者的年龄、性别、身高、体重、运动量、生理要求及疾病情况等控制其总能量，吃正常需要量的饮食。不能随意进食，想吃多少就吃多少，或者是什么时候想吃就吃。应该把全日所需要吃的食物，有计划地合理分配，定时定量进餐，这样有利于胰岛功能的改善。另外，有人担心控制饮食会影响人体健康，这是多余的顾虑。因为饮食治疗是根据病人的病情和营养需要量而合理计划的，只会对健康有益而不会影响健康。科学合理的饮食治疗还能有效地补充糖尿病患者由于多种物质代谢紊乱所造成的重要营养素、维生素和微量元素的缺乏，从而成为糖尿病治疗中一个不可缺少的基础环节。

2. 糖尿病饮食治疗的目的

①

维持正常生活：使成人能从事劳动、学习等各种正常活动，使儿童能正常地生长发育。

②

维持正常体重：肥胖型糖尿病患者要减少能量摄入，使体重下降以改善胰岛素的敏感性，从而使胰岛素能更好地发挥作用；消瘦型糖尿病患者，则要适当提高能量摄入，使体重增加，以增强机体抵抗力。

③

减轻胰岛负担：使血糖、尿糖及血脂达到或接近正常水平，以防止或延缓心血管等并发症的发生和发展。

欲达到上述目标，不同类型的糖尿病患者在饮食治疗中应有不同的重点要求。

对2型糖尿病肥胖型患者的重点要求是降低饮食中的总热量，减轻体重，体重减轻即可改善症状。

对1型糖尿病患者的重点要求是强调饮食定时、定量、加餐，掌握好饮食、胰岛素调整和运动量三者之间的平衡关系。根据活动量的增减，灵活调整胰岛素、饮食量和餐次。用降糖药物或胰岛素治疗的非肥胖2型糖尿病患者，也应采用类似1型糖尿病患者的饮食治疗措施。

3. 糖尿病饮食治疗的基本要求

糖尿病患者的膳食应根据患者的病情精心设计，其特点是在合理控制能量摄入的基础上，合理分配碳水化合物、脂肪、蛋白质的进量，以纠正糖代谢紊乱而引起的血糖、尿糖、血脂异常等临床症状。

1）一般糖尿病患者饮食治疗的原则。

1

  合理控制总能量：病人的总能量的摄入以维持标准体重为宜。能量的需要应根据患者具体情况而定。医生要根据患者的年龄、性别、身高、体重、劳动强度、运动量、有无合并症等制定食谱及决定一日总热量，以维持标准体重和纠正代谢紊乱。肥胖患者体内脂肪细胞增多增大，对胰岛素敏感性降低，不利于治疗，故应先减轻体重，减少能量摄入。消瘦者对疾病的抵抗力降低，影响健康，应该提高能量的摄入，增加体重，使之接近标准体重。孕妇、乳母、儿童要增加能量摄入，维持其特殊的生理需要和正常的生长发育。补充的营养素要充足和保持平衡，以确保儿童正常生长发育，以及使成年患者能和健康者同样地参加社会活动和工作。

2

  碳水化合物不宜控制过严：控制碳水化合物的摄入被认为是糖尿病饮食治疗的关键。在胰岛素问世之前，糖尿病饮食中碳水化合物含量很低，只占总能量的10%左右。近60年来，糖尿病饮食中的碳水化合物的摄入量占总能量的百分比逐年增加，当碳水化合物供应能量占总能量50%～55%时，全国死亡率最低，中华医学会糖尿病分会建议中国居民碳水化合物占食物总能量50%～65%。原则上应根据病人的具体情况限制碳水化合物的摄入量，但不能过低。饮食中碳水化合物太少，不易被病人耐受，同时，机体因缺少糖而利用脂肪代谢供给能量，更易发生酮症酸中毒。

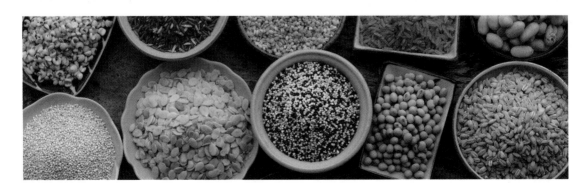

3

减少脂肪摄入：脂肪的摄入应根据病人的具体情况而定。一般脂肪的日摄入量应占总能量的20%~30%，甚至更低些。高脂肪饮食可妨碍糖的利用，其代谢本身会产生酮体，容易诱发和加重酸中毒。肥胖病人应严格限制脂肪的摄入，每日不宜超过40克。消瘦病人由于碳水化合物限量，能量来源不足，可相应提高脂肪摄入量。

4

蛋白质的供应要充足：蛋白质是人体内必需的营养成分，含有人体重要的必需氨基酸。糖尿病饮食中的蛋白质推荐供能比为15%~20%。含蛋白质丰富的食物有鱼、肉及其制品，蛋类、牛奶、大豆及其制品等。每日每千克体重蛋白质需要量：成人1.0克，儿童2.0克，孕妇及哺乳期妇女1.5~2.0克，有蛋白尿或肾小球滤过率下降时，应按医生的指导决定蛋白质的摄入量。

5

适当补充维生素、矿物质和微量元素：矿物质和维生素对人体很重要，必须补足。在感染、并发其他疾病或控制不良的情况下，更要多补充些。特别是要注意B族维生素的供应。一般谷类食品中含维生素B_1较高。由于糖尿病饮食限制主食的摄入量，往往造成维生素B_1来源的不足，容易出现因缺乏维生素B_1而引起的神经系统疾患。长期服用二甲双胍者应防止维生素B_{12}缺乏，维生素B_{12}可以改变和缓解神经系统症状，维生素C可以预防微血管病变，都应适当补充。

饮食中钠盐不宜过多，高钠易诱发高血压和动脉硬化。限制摄入含盐高的食物如味精、酱油、盐浸加工品等。

锌在糖尿病饮食中的作用是不容忽视的。人体中有几十种酶需要锌的参与才能维持其活性，发挥其功能。锌的供给不足可以使胰岛素分泌减少。饮食中锌的最好来源是肉类、海产品和家禽。谷类麸糠的含锌量也很高。一般饮食中的含锌量，不会有锌中毒问题，但若使用含锌药物或含锌添加剂，应在医师的监护指导之下进行。

6

食物中要富含膳食纤维：近年来许多国家在保健食谱的营养素中加入膳食纤维。膳食纤维可使葡萄糖的吸收减慢，改善葡萄糖耐量试验，降低空腹血糖和餐后血糖浓度，并可降低血脂浓度，还可以预防心血管疾病、慢性胆囊炎、胆石症等并发症。因此，糖尿病患者的饮食中要富含膳食纤维，并且最好食用来自天然的食品。

2）重症糖尿病患者饮食治疗的原则。

空腹血糖长期高于14～16.8毫摩尔/升（250～300毫克/分升）以上者，均属重症糖尿病。

若病人的病情极不稳定，血糖波动范围大者，又称脆性糖尿病，约占糖尿病总数的5%。一般这类病人具有起病急，症状重，"三多一少"症状明显，较易发生酮症酸中毒等特点。多数病人对胰岛素治疗敏感。这类病人在实行饮食控制的同时，多数要同时使用胰岛素治疗才能控制病情。

根据患者的标准体重和活动情况计算其每日所需的总能量。由于重症糖尿病患者糖原储备空虚，蛋白质分解代谢增强，较易出现负氮平衡，所以应适当提高蛋白质的供给量，一般每千克体重为1～1.5克。小儿、孕妇、乳母以及营养不良和患有消耗性疾病者还可以酌情再增加蛋白质的供给量。但是，当糖尿病合并有肾病或有肾功能不全时，应严格限制蛋白质的摄入量。病情较重的病人，脂肪的摄入量也不宜过高，每千克体重以0.6～1克为宜，一般每日40～60克。重症糖尿病患者的糖代谢紊乱，脂肪氧化不完全，易产生酮体，出现酮症酸中毒，所以不宜供应高脂饮食。然而，当病人严重消瘦时，需要增加能量，而碳水化合物又严格控制时，可以在医师指导下适当提高饮食中的脂肪量。但脂肪酸与葡萄糖的比值不能超过1.5，否则膳食本身就可导致酮体的产生，诱发酮症酸中毒。一般重症病人每日的碳水化合物量不超过250克，具体情况可根据病人的年龄、身高等因素而定。重症病人还应供给充足而全面的维生素和各种微量元素。任何一种维生素或微量元素的缺乏，都会影响病人的正常代谢从而引起各种并发症。尤其是维生素C、维生素B$_1$，以及钾、磷等元素的补充，对预防各种末梢神经病变，微血管病变以及低血钾、低血磷等都有积极的意义。

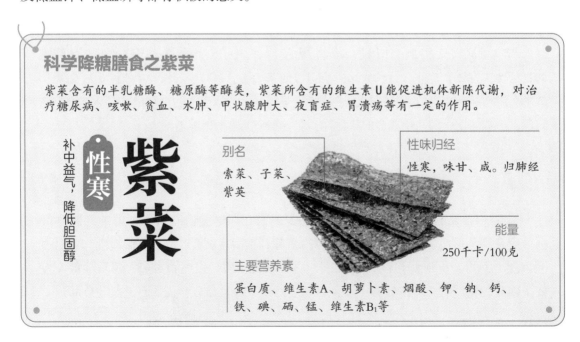

科学降糖膳食之紫菜

紫菜含有的半乳糖酶、糖原酶等酶类，紫菜所含有的维生素U能促进机体新陈代谢，对治疗糖尿病、咳嗽、贫血、水肿、甲状腺肿大、夜盲症、胃溃疡等有一定的作用。

补中益气，降低胆固醇

性寒

紫菜

别名
索菜、子菜、紫英

性味归经
性寒，味甘、咸。归肺经

能量
250千卡/100克

主要营养素
蛋白质、维生素A、胡萝卜素、烟酸、钾、钠、钙、铁、碘、硒、锰、维生素B$_1$等

糖尿病患者食谱含量计算法

1. 标准体重的计算

为预防和治疗糖尿病，应绝对防止肥胖，保持患者最理想的体重，十分重要，这样能增进健康，故临床上称之为标准体重。测体重可确定病人体型是胖、是瘦，还是正常。超过标准体重20%者，为肥胖；低于20%者，为消瘦；不超过或不低于标准体重10%者，为正常。

成人标准体重计算方法有如下几种。

（1）标准体重细算法（WHO 1999年至今）：

标准体重＝〔身高（厘米）－100〕×0.9（千克）

（2）标准体重粗算法，即：

标准体重＝身高（厘米）－105（千克）

超过或低于标准体重的百分数（%）＝（实测体重－标准体重）／标准体重。

TipS:

注：以上两个公式为成年男子计算公式，如为女性应再减2.5（千克），即为成年女性标准体重。

然而，即使身高相同而骨骼大小、肌肉发达状态及体质强弱等不同的人，标准体重也不同，不能千篇一律，尚需参考患者体重变化，健康状态及不同身体活动水平等而确定。如原为消瘦型健康者，就把当时的体重作为标准体重，不必再增加；重度肥胖者（大于标准体重的50%），取现在体重与标准体重的中间值作为今后努力的目标。

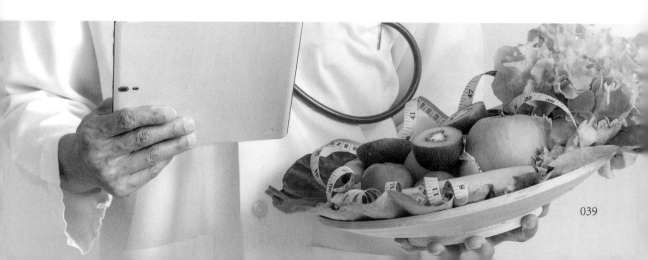

2. 糖尿病患者每日总能量的计算

糖尿病患者同正常人一样，每日所需要的总能量是按标准体重、生理条件及劳动强度而定的（见表2-3）。

计算步骤如下。

（1）测体重：确定病人体型是胖、是瘦，还是正常。

（2）计算全日总能量：根据体型和活动强度按下表标准计算。超过50岁者，每增加10岁者，全日所需总能量比规定值减少10%。

表2-3 成人糖尿病的能量供给量（粗略）

体型	能量供给量千卡/千克标准体重·日			
	休息	低身体活动水平 或脑力劳动	中等身体活动水平	高身体活动水平
正常	15～20	30	35	40
肥胖	15	20～25	30	35
消瘦	20～25	35	40	45～50

TipS:

低身体活动水平或脑力劳动，如教师、售货员、办公室职员、简单家务劳动或与其相当的活动量。

中等身体活动水平，如学生、司机、外科医生、体育教师、一般农活或与其相当的活动量。

高身体活动水平，如建筑工、搬运工、冶炼工、重的农活、运动员、舞蹈演员或与其相当的活动量。

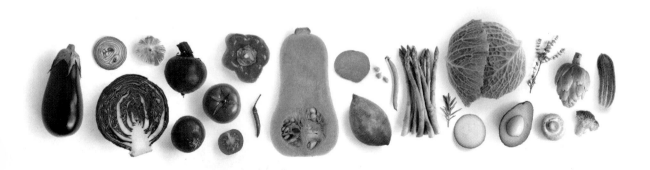

①

儿童糖尿病患者

儿童糖尿病患者在生长发育期所需能量如下。

（1）5岁以下，每日每千克体重需能量70千卡。

（2）10岁以下，每日每千克体重需能量60千卡。

（3）15岁以下，每日每千克体重需能量50千卡。

②

青少年糖尿病患者

青少年糖尿病患者，由于处于迅速生长阶段，其能量供给量要提高。男性每日为2600～3000千卡，女性每日为2500～2700千卡。

③

孕妇

孕妇，妊娠5个月以后每日供给的能量比正常人增加300千卡；乳母，1年之内每日供给的能量比正常人增加800千卡。

必须注意，上述能量仅是按一个人的标准体重计算的，而不是按实际体重计算的。

$$总能量＝每日每千克体重所需能量×标准体重$$

总能量计算举例：

例1 某男性，脑力劳动者，实测体重75千克，身高160厘米，其标准体重应为160-105=55（千克），超过标准体重为（75－55）÷55×100％＝36％，因此确定其体型为肥胖型，那么每日所需总能量（查表2-3）为55×（20～25）＝1100～1375千卡，取平均值为1 237.5千卡。

例2 某男性，中等身体活动水平，实测体重65千克，身高168厘米，其标准体重为168－105＝63千克，超过标准体重为（65－63）÷63×100％＝2％，因此确定其体型为正常，那么每日所需总能量（查表2-3）为63×35＝2205千卡。

总能量在开始计算时要低些。肥胖者除限制总能量，减少进食量外，还应增加运动，使体重下降到正常标准的95％左右。合理的总能量摄入应以维持或略低于标准体重为宜。

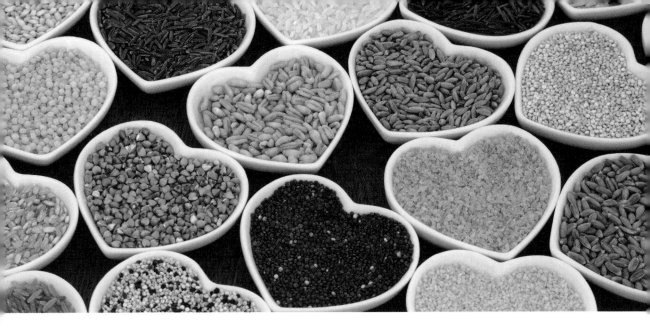

3. 糖尿病患者每日碳水化合物总量的计算

碳水化合物也称糖类，主要功能是维持人体体温和供给能量。若供应充足，可以减少体内蛋白质的分解，有助于脂肪合成；如供应不足，往往易引起酮症，对糖尿病患者的病情控制不利。

近年来各国学者研究表明，在控制总能量的前提下，碳水化合物适当提高不仅可以改善糖耐量，降低胆固醇及甘油三酯，并且可以提高周围组织对胰岛素的敏感性。为此，碳水化合物的供应量已从三四十年前的总能量的40%以下增至现今的50%~60%。如果以病人每日摄入2000千卡的能量计算，其碳水化合物则为250~300克〔即2000千卡×（50%~60%）÷4千卡〕。

［糖尿病患者每日吃多少谷类——主食为好？］

对体重正常，单纯采用饮食治疗的病人，开始时，碳水化合物要控制得严些，每日200克，折合主食250克；经过一段治疗，如血糖下降，尿糖消失，即可逐渐增至250~300克，折合主食300~350克。对用口服降糖药或注射胰岛素者，当病情控制不满意时，碳水化合物可控制在200~250克，折合主食250~300克；尿糖下降，病情稳定后，可放宽到250~350克，折合主食300~400克。对轻体力劳动者或脑力劳动者来说，特别是老年患者，一般每日主食不超过300克为好。此外，即使因某种原因，暂时不能进食时，也应每日静脉注射葡萄糖150~250克，以防发生酮症。

碳水化合物的主要来源是谷类，如米、面、玉米面以及小米等，它们约含75%的碳水化合物，如每50克白米或白面约含碳水化合物38克。其他食物，如乳、豆、水果、蔬菜也含一定数量的碳水化合物。

4. 糖尿病患者每日蛋白质总量的计算

蛋白质是生命的基础，是构成人体内各组织的重要成分。因此，它在饮食中占有非常重要的地位。糖尿病患者蛋白质的需要量与正常人近似，为每日每千克标准体重1克，其中动物蛋白质不少于50%，占总能量的15%~20%。也可以身高（厘米）减100，所余之数即为每日蛋白质供给量（克）。若病情控制不好或消瘦者应适当增加，即每日每千克标准体重为1.2~1.5克。此外，当妊娠、哺乳及营养不良时对蛋白质的需要量也应增加，此时蛋白质的供给量为每日每千克标准体重1.5克，个别的可达2.0克。儿童由于生长发育的需要，蛋白质按每日每千克标准体重1.2~1.5克供给，或以总能量的20%计算。

蛋白质的主要来源有动物性食物，如乳、蛋、肉、禽、鱼、虾等。这类食物的蛋白质生理效价高，利用率高，常称之为优质蛋白。另外，还有植物性食物，在这类食物中除大豆外，其所含蛋白质不太多，生理价值也不如动物性食物。不过需要指出的是，植物性蛋白质含量虽不高，但在我国膳食中用量较多，占有较重要的地位。比如每日吃主食400克即可得蛋白质30~40克，因此是我们摄取蛋白质的一个重要来源。所以每日除主食外，再吃50~100克瘦肉、50~100克豆制品（或再喝些牛奶），则完全可以满足机体的需要了。吃太多，对肾脏不利。各种食物蛋白质含量不同，鱼、虾、鸡、鸭蛋白质的含量为12%~24%；蛋类为10%~16%；乳类为3%~4%；植物性食物中的干黄豆的蛋白质含量为35%~40%，豆制品为10%~20%；谷类含7%~10%。蔬菜、水果类的蛋白质含量很少。

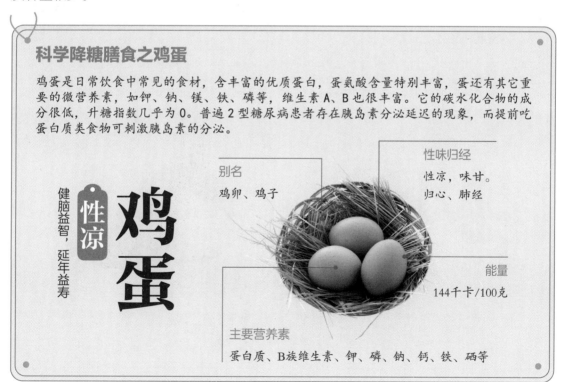

科学降糖膳食之鸡蛋

鸡蛋是日常饮食中常见的食材，含丰富的优质蛋白，蛋氨酸含量特别丰富，蛋还有其它重要的微营养素，如钾、钠、镁、铁、磷等，维生素A、B也很丰富。它的碳水化合物的成分很低，升糖指数几乎为0。普遍2型糖尿病患者存在胰岛素分泌延迟的现象，而提前吃蛋白质类食物可刺激胰岛素的分泌。

健脑益智，延年益寿

性凉

鸡蛋

别名
鸡卵、鸡子

性味归经
性凉，味甘。
归心、肺经

能量
144千卡/100克

主要营养素
蛋白质、B族维生素、钾、磷、钠、钙、铁、硒等

5.糖尿病患者每日脂肪总量的计算

脂肪是人体不可缺少的能量来源，平时它储存在脂肪组织中，当饥饿时加速分解供给能量。脂肪食物也分动物性和植物性两种。动物性脂肪包括烹调用的牛、羊、猪油等，还有肉、乳、蛋中的脂肪。这类脂肪熔点高，难以消化，除鱼油外，含饱和脂肪酸多，有升高胆固醇的作用。植物性脂肪（植物油）包括花生油、芝麻油、豆油、茶籽油、橄榄油、玉米油等，像花生、核桃、瓜子等硬果类植物性脂肪的含量也不少。植物油熔点低，易于消化。它们除椰子油外，多富含不饱和脂肪酸，具有降低血清胆固醇的作用。

一般把每天进食的脂肪量超过100克者，叫做高脂饮食；低于50克者叫做低脂饮食。糖尿病患者的脂肪量，可根据民族、饮食习惯及需要而定。一般占总热量的20%~30%，其中饱和脂肪酸不超过15%，或每天低于每千克体重1克，脂肪量为40~60克，并限制饱和脂肪酸，即动物性脂肪如牛、羊、猪油的进食量。但鱼油例外，因鱼油含不饱和脂肪酸较多，有利于清除胆固醇。胆固醇每天应低于300毫克，故应尽量少吃脑、肝、肾、鱼子、蛋黄等胆固醇含量多的食物。蛋黄每周摄入量不超过3个。对于肥胖病人，尤其是伴有心血管病变者，脂肪摄入量应限制在总热量的30%以下。脂肪吃太多，会产生酮症，对身体不利。糖尿病患者所用脂肪以不饱和脂肪酸为宜，应尽量吃鱼、瘦肉和禽类等为好，食物烹调方法宜多采用煮、蒸、拌、炖等。

科学降糖膳食之小米

由于小米不需精制，保存了许多维生素和矿物质，小米中的色氨酸是谷物中含量较高的，能够有效补充糖尿病患者体内所缺乏的色氨酸。小米含有丰富的淀粉及膳食纤维，食后使人产生饱腹感，同时可以促进胰岛素的分泌。适量食用小米可以缓解糖尿病患者因紧张等原因所带来的抑郁、情绪压抑。

除热安眠，益肾和胃

性凉

小米

别名	能量
粟米	361千卡/100克

性味归经

性凉，味甘、咸。
归脾、胃、肾经。

主要营养素

蛋白质、糖类、胡萝卜素、维生素A、维生素E、钾、磷、镁、锌、硒等

6. 三大营养素每日供应量的计算

供给人体能量的三大营养素是碳水化合物、蛋白质和脂肪。碳水化合物每克供能量4千卡，蛋白质每克供能量4千卡，脂肪每克供能量9千卡，计算热量的公式，均以千卡计算。

一般主张三大营养素所占总能量的百分比为：

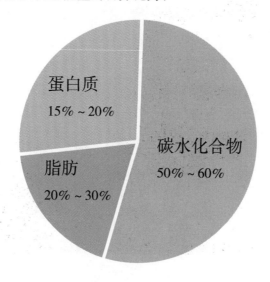

蛋白质 15%～20%

脂肪 20%～30%

碳水化合物 50%～60%

计算三大营养素供给量的方法。

1

碳水化合物供给量：将总能量千卡乘以50%～60%为碳水化合物所供能量，再除以4千卡。计算时要结合病人的体型与平时食量，肥胖者碳水化合物的量应适当减少。

2

蛋白质供给量：以身高（厘米）减去100，所余之数即为蛋白质供应量（克）；或将总能量千卡乘以15%～20%为蛋白质所供能量，再除以4千卡。

3

脂肪供给量：将总能量千卡减去碳水化合物和蛋白质所供的能量，除以9千卡。

例如：某糖尿病患者全日需要总能量为2200千卡，身高168厘米。①碳水化合物供给量：[2200×60%]÷4＝330（克）。病人体型正常，故碳水化合物按60%计算。②蛋白质供给量：168－100＝68（克）。③脂肪供给量：[2200－（330×4＋68×4）]÷9＝68（克）。

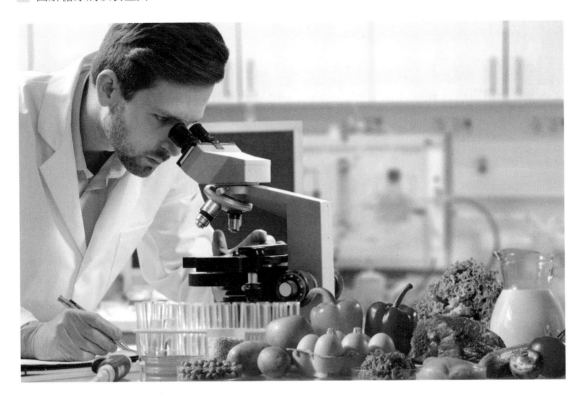

7. 糖尿病患者每日进食量的分配

糖尿病患者应当强调少食多餐，这样可以避免饮食数量超过胰岛素的负担，使血糖不至于猛然升得很高，而于血糖下降时因已进食可以避免低血糖反应。有的病人为了降低血糖想取消早餐，只吃午、晚餐，或者认为只要主食量不变，餐次可以随便，这些做法都是不可取的，其结果极易引起餐后高血糖，对治疗不利。

因此，对病情稳定的轻型病人，一日至少要保证三餐，基本保证定时定量，切不可一日两餐。

三餐的主食量可做如下分配。

早餐1/5，午餐2/5，晚餐2/5；或者各按1/3量分配。

对于注射胰岛素或用口服降糖药治疗病情波动的病人，必须每日进食5～6餐。可从三餐中匀出25～50克主食作为加餐用。**特别是上午9点和晚上临睡前的加餐，更是十分重要。**因为早餐前胰岛素用量大，往往在上午10～11点会有低血糖反应。另外，晚餐前用的含锌胰岛素也很容易引起夜间的低血糖。使用中效胰岛素者，下午3～4点加餐也很重要。临睡前的加餐，除有主食外，最好再加些蛋白质食品，如鸡蛋、豆腐干等，这对防止后半夜的低血糖极为有利，因为蛋白质转变为葡萄糖的速度缓慢。在糖尿病控制较好时，特别需要加餐。血、尿糖比较高时，应少吃多餐，这对糖尿病的控制也是有利的。

8. 糖尿病食谱粗算法

粗算法是根据成人糖尿病患者的标准体重计算判断其体型，再根据其体型和体力活动情况计算出每日所需总热量，而后粗略计算其每日所需碳水化合物、脂肪、蛋白质的数量。体型分为：

正常：标准体重 ± 10%以内。

超重：超过标准体重10% ~ 20%。

肥胖：超过标准体重20%以上。

减轻：低于标准体重10% ~ 20%。

消瘦：低于标准体重20%以上。

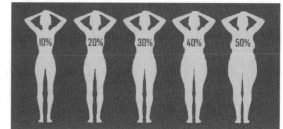

① 　　**糖尿病肥胖饮食：** 凡是超过标准体重20%者为肥胖型糖尿病患者。肥胖对糖尿病十分不利，节食减重是治疗肥胖型糖尿病的主要措施，应严格采取低碳水化合物、低脂肪及较高蛋白质的饮食。同时增加体力活动，努力减轻体重。但减肥不宜过猛过快，否则易导致酮症出现，对肥胖妊娠妇女更应慎重，不然会妨碍胎儿生长发育。节食要注意营养素的齐全，满足机体需要。每日供应热量应在1200千卡以下，主食200 ~ 300克（含碳水化合物150 ~ 250克），蛋白质30 ~ 60克，脂肪25克，应占总能量20%以下。

② 　　**糖尿病普通饮食：** 适用于一般身体状况较好，体重正常的糖尿病患者。轻体力劳动者每日主食量250 ~ 400克（含碳水化合物200 ~ 350克），重体力劳动者每日主食可达400 ~ 500克（含碳水化合物350 ~ 400克），副食中蛋白质30 ~ 40克，脂肪50 ~ 60克。主粮中蛋白质含量为8% ~ 10%。若每日主食300克左右，则可供应25 ~ 30克的植物蛋白质。再吃些肉、蛋、奶、豆制品等，则蛋白质的供应可以达到要求。

③ 　　**高蛋白糖尿病饮食：** 适用于体型消瘦、儿童、孕妇、乳母、营养不良和并发消耗性疾病的患者。每日主食250 ~ 400克（含碳水化合物200 ~ 350克），副食中蛋白质应达到50 ~ 80克，每日蛋白质总摄入量为100克左右，脂肪每日60克左右。

9. 糖尿病食谱主食固定法

根据患者体力活动的需要，将每日三餐中的主食固定。全日主食量分4种分配方式。

1
休息患者：每日250～300克。

2
轻体力劳动和脑力劳动患者：每日250～300克。

3
中等体力劳动患者：每日300～350克。

4
重体力劳动患者：每日400克以上。

一般三餐主食分配法有：早餐1/5、中餐2/5，晚餐2/5，或三餐各1/3。注射胰岛素及口服降糖药物者，可根据情况安排少量多餐。例如：注射胰岛素者应注意晚睡前加餐，加餐食品可由上餐中勾出一小部分约50克。主食即要相对固定，又要灵活掌握，如在活动量大时可适当吃些东西，病情加重时稍减少一些主食等。

三餐所吃的副食和家里其他成员相同，但可以稍多些。每日各餐中的副食品种类可以更换，品种越杂越好，但副食的数量和质量应大致保持恒定，所提供的热量基本保持稳定。

按医生、营养师所规定的范围，糖尿病患者对自己每天应摄入的食物种类与数量要做到心中有数。最好自备一套专用的碗、碟、勺。开始用秤将主食、副食称量一下，做熟后盛在餐具里看看有多大容积，以后即可按此分量加以估计。

患者可以自己定期计算进食的热卡数值或大约数值，并至少每2个月测定一次体重。当体重保持正常，每日总热量及进餐次数形成规律后，三餐的分配量不得随便更改，三餐也不可两餐用，否则会打乱体内的代谢过程，对糖尿病病情的控制产生不良影响。因此，每日的进食规律应坚持下来。

糖尿病饮食的合理模式

1. 生糖指数与糖尿病

生糖指数（glycemic index，GI）也称为"食物血糖生成指数"，是衡量食物引起餐后血糖反应的一项指标。即食用含50克碳水化合物的食物和食用相当量的葡萄糖或面包，在一定时间（一般为2小时）引起体内血糖反应水平的百分比值。

生糖指数（GI）的计算公式如下：

$$GI = \frac{含50克碳水化合物食物的餐后血糖应答}{50克葡萄糖（或白面包）的餐后血糖应答} \times 100$$

生糖指数（GI）反映了食物与葡萄糖相比升高血糖的速度和能力，是衡量食物引起餐后血糖反应的一项指标。如上文公式，生糖指数（GI）>70的食物为高生糖指数（GI）食物，这类食物进入胃肠后消化快、吸收率高、迅速进入血液，导致餐后血糖峰值高，但下降速度也快；生糖指数（GI）<55的为低生糖指数（GI）食物，这类食物在胃肠中停留时间长、吸收率低，吸收入血液后血糖峰值低，下降速度较慢，引起餐后血糖反应较小。而生糖指数（GI）介于二者之间的，我们称为中生糖指数（GI）食物。

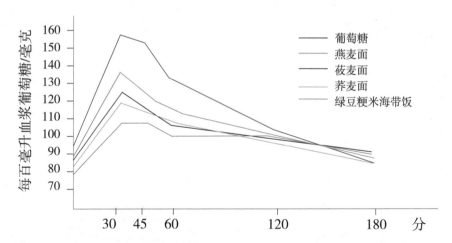

葡萄糖、燕麦面、莜麦面、荞麦面、绿豆粳米海带饭血浆葡萄糖反应均值

国际糖尿病联盟（IDF）研究表明：与传统膳食相比，低生糖指数（GI）膳食能够更好地控制血糖，降低心血管炎症因子。世界卫生组织指出，低生糖指数（GI）的饮食模式是适合于糖尿病患者血糖控制的饮食模式。

2. 影响食物生糖指数的因素

影响食物生糖指数（GI）的因素主要有两个。

1 一是食物的成分：食物成分的不同也会对血糖产生影响，它包括食物中碳水化合物类型和结构、膳食纤维含量以及食物的脂肪与蛋白质含量三个方面。

例如，豆类支链淀粉含量低，很难糊化和消化，因此GI低；大米、面粉含支链淀粉高，易糊化和消化，故而GI高。

膳食纤维可降低食物在人体内的消化率，因此膳食纤维含量高的食物GI降低。

食物中蛋白质和脂肪的含量增多，也可降低胃排空及消化吸收率，因此含蛋白质和脂肪较高的食物，其GI会较低。

2 二是食物的加工烹饪方式：对食物不同的加工方式会影响淀粉的物理状态；对食物不同的烹饪方式则会影响食物的糊化程度。烹饪不但能改变食物风味，而且会改变食物的GI。就加工方式来说，谷类或豆类碾得越细，那么食物的颗粒越小，越容易被分解吸收，GI也越高。所以精加工的食物，它的GI就会较高。就烹饪方式来说，煮得越久的食物，淀粉的糊化程度越高，越容易被消化吸收，其GI也越高。所谓糊化，就是指含有淀粉的食物（一般是主食）在水中受到热的作用，慢慢被煮糊的过程。所以我们说，粥煮的时间越长，GI就越高。

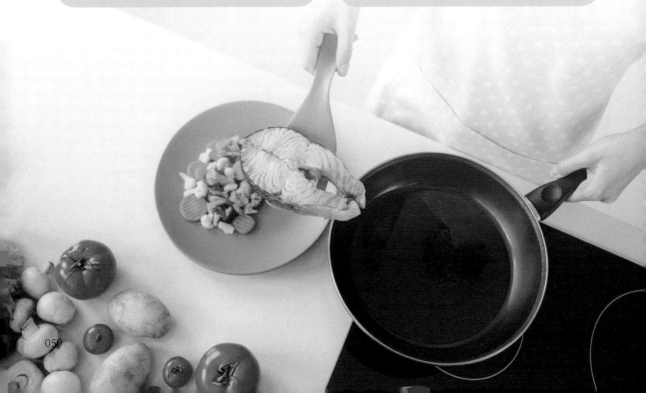

影响食物生糖指数（GI）的因素

食物的成分	碳水化合物类型和结构	单糖比多糖具有更高的GI，支链淀粉因为更容易被消化吸收，所以GI更高
	膳食纤维含量	食物中膳食纤维含量多，可减缓消化吸收率，降低食物的GI
	脂肪与蛋白质含量	食物中脂肪和蛋白质含量增加可降低胃排空率及小肠消化吸收，GI相对较低
食物的加工烹饪方式	淀粉的物理状态	谷类和豆类的颗粒碾度越细，GI越高
	淀粉的糊化程度	淀粉糊化程度越高，GI越高

3. 各类食品的生糖指数表

谷类及制品

稻麸	19.0	玉米（甜、煮）	55.0
大麦（整粒、煮）	25.0	燕麦麸	55.0
面条（强化蛋白质、细，煮）	27.0	荞麦面条	59.3
线面条（实心、细）	35.0	小米粥	61.5
面条（全麦粉、细）	37.0	面包（粗面粉）	64.0
小麦（整粒、煮）	41.0	粗麦粉	65.0
黑米粥	42.3	大米糯米粥	65.3
面条（白、细、干）	41.0	大麦粉	66.0
通心粉（管状、粗）	45.0	荞麦面馒头	66.7
玉米面粥（粗粉）	50.9	面包（全麦粉）	69.0
玉米糁粥	51.8	大米粥（普通）	69.4
荞麦（黄）	54.0	糙米饭	70.0
黑米饭	55.0		

薯类淀粉及制品

马铃薯粉条	13.6	豆腐干	23.7
粉丝汤（豌豆）	31.6	扁豆（红、小）	26.0
藕粉	32.6	四季豆	27.0
苕粉	34.5	绿豆	27.2
甘薯（山芋）	54.0	扁豆（绿、小）	30.0
马铃薯（蒸）	65.0	利马豆（棉豆）	31.0
马铃薯（煮）	66.4	豆腐（炖）	31.9
豆腐（冻）	22.3		

豆类及其制品

黄豆（罐头）	14.0	绿豆挂面	33.4
蚕豆（五香）	16.9	青刀豆	39.0
黄豆（浸泡，煮）	18.0	黑豆	42.0
豆奶	19.0	黑豆汤	64.0
鹰嘴豆	33.0		

蔬菜类

芦笋	<15.0	生菜	<15.0
菜花	<15.0	青椒	<15.0
绿菜花	<15.0	西红柿	<15.0
芹菜	<15.0	菠菜	<15.0
黄瓜	<15.0	雪魔芋	17.0
茄子	<15.0	西红柿汤	38.0
鲜青豆	<15.0	芋头（蒸）	47.7
莴笋	<15.0		

水果类

樱桃	22.0	柑	43.0
李子	24.0	葡萄	43.0
柚	25.0	猕猴桃	52.0
桃	28.0	香蕉	52.0
杏干	31.0	芭蕉	53.0
苹果	36.0	芒果	55.0
梨	36.0	菠萝	66.0
美国苹果	40.0	西瓜	72.0

乳及乳制品

低脂奶粉	11.9	酸乳酪（低脂）	33.0
全脂奶粉	27.0	酸乳酪（普通）	36.0
牛奶	27.6	老年奶粉	40.8
脱脂牛奶	32.0	花生	14.0

科学降糖膳食之魔芋

由于魔芋吸水后体积膨胀很大，在胃内停留时间延长，其本身含热量又较低。因此它既能控制糖尿病患者的热量摄入，降低体重，又能增加饱腹感，减轻糖尿病患者控制饮食时的饥饿感，而且还能增加肠内容物的体积，改善大便干结症状。

散毒养颜，降压减肥

性凉 魔芋

别名
麻芋、鬼芋

性味归经
性凉，味甘。归心、脾、肾经

主要营养素
糖类、蛋白质、钾、磷、钙等

能量
372千卡/100克

4.怎样利用生糖指数指导糖尿病患者膳食

我们建议糖尿病患者应选择低和（或）中生糖指数（GI）食物代替精米精面，使之达到日常饮食总碳水化合物一半以上。糖尿病患者日常宜多选用富含膳食纤维的燕麦、豆类和叶、茎类蔬菜，适当搭配蛋白质食品；可将GI高的与低的食物相搭配，制作成中GI膳食。另外，在食物中适当加点醋或柠檬汁之类酸性物质，也是降低GI的简易方法。虽然前文提到食物中脂肪含量增加，可以让食物的GI相对较低，但不管指数高低，高脂肪食物都应限量食用。

1

选择低生糖指数（GI）和中生糖指数（GI）食物

根据三大营养素合理比例（请见P37 糖尿病患者食谱含量计算法），计算每日需要摄入的碳水化合物，在此基础上选择低GI和中GI食物。

例如，多进食GI较低的窝头、黑米饭等。

高GI的食物包括：土豆、香蕉、白面包、白米、薯条、精炼谷物食品、白面、意式面条、软饮料、糖、甜食。低中GI食物包括：大部分豆类、未加工水果、未加工小麦、燕麦、麦麸、大麦、全麦谷物制品、糙米、保加麦、蒸粗麦粉、奶粉、坚果类。

2

合理搭配食物

高低生糖指数食物合理搭配。

例如生糖指数（GI）较低的绿豆与GI相对较高的白米混合制成绿豆饭；又如玉米面、黄豆面的GI低与白面混合制成的窝窝头或丝糕；主食中用谷物类外配合蒸芋头等，均可达到降低GI的目的。

3

科学的加工与烹调方法

控制粮食碾磨精度。充分利用植物细胞壁的屏障，如带皮的豆馅就比煮后过箩的细豆沙馅GI低。

增加主食中蛋白质含量；除非特殊需要，食物不必长时间制软或制成泥状。

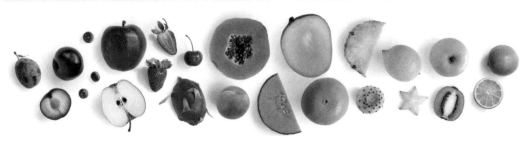

4

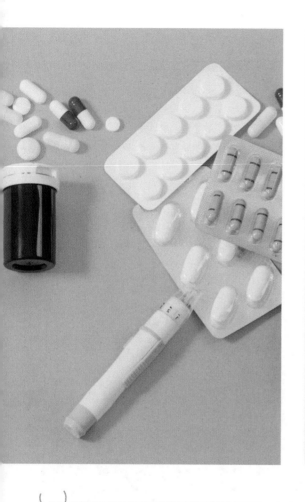

使用药物

拜糖平是一种具有药物分餐作用的降糖药。首先，它能够抑制糖的分解，延缓糖的吸收。其机理是药物通过竞争性抑制 α-糖苷酶以及减缓葡萄糖吸收入血这二者综合作用达到降低膳食生糖指数（GI）的作用。其次，拜糖平可降低碳水化合物的GI值。由于拜糖平可以抑制多糖的分解，因而实际上降低了碳水化合物的GI值。

一些很难改变饮食习惯的患者，或有胃肠道疾患及胃肠道功能下降的老年患者，往往喜欢喝粥、吃高GI食物及其他细软食物。对于这类患者服用拜糖平可以降低其饮食的GI值。

科学降糖膳食之糙米

吃糙米对于糖尿病患者和肥胖者特别有益。因为糙米中的糖类被粗纤维组织所包裹，人体消化吸收速度较慢，因而能很好地控制血糖；同时，糙米中的锌、铬、锰、钒等微量元素有助于提高胰岛素的敏感性，对糖耐量受损的患者很有帮助。

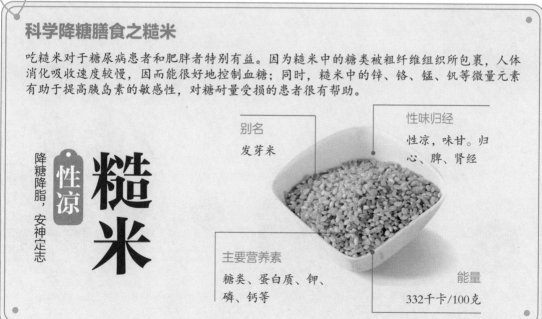

降糖降脂，安神定志

性凉

糙米

别名
发芽米

性味归经
性凉，味甘。归心、脾、肾经

主要营养素
糖类、蛋白质、钾、磷、钙等

能量
332千卡/100克

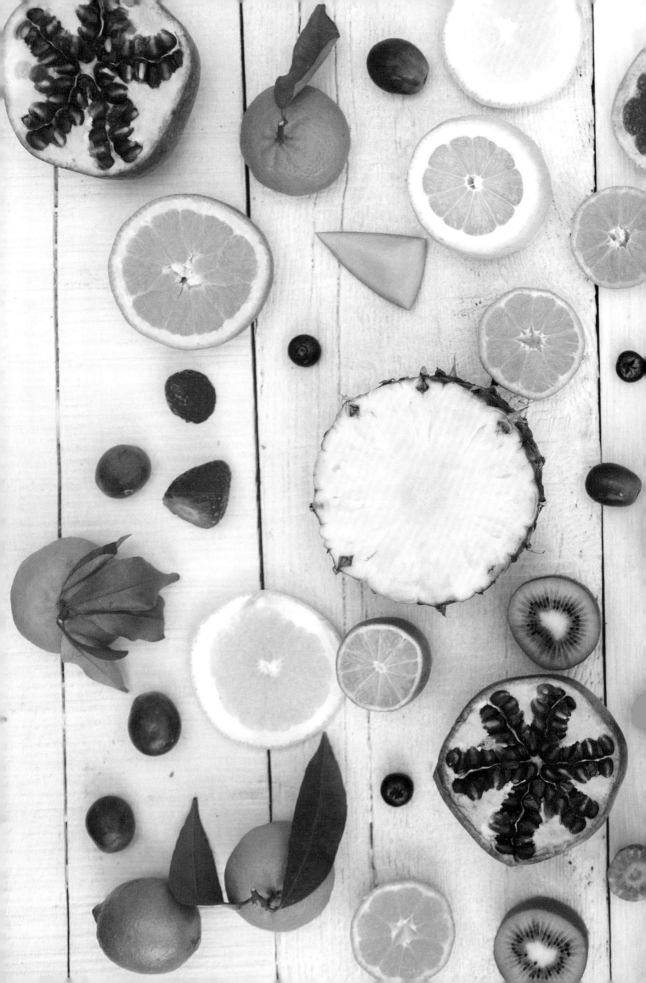

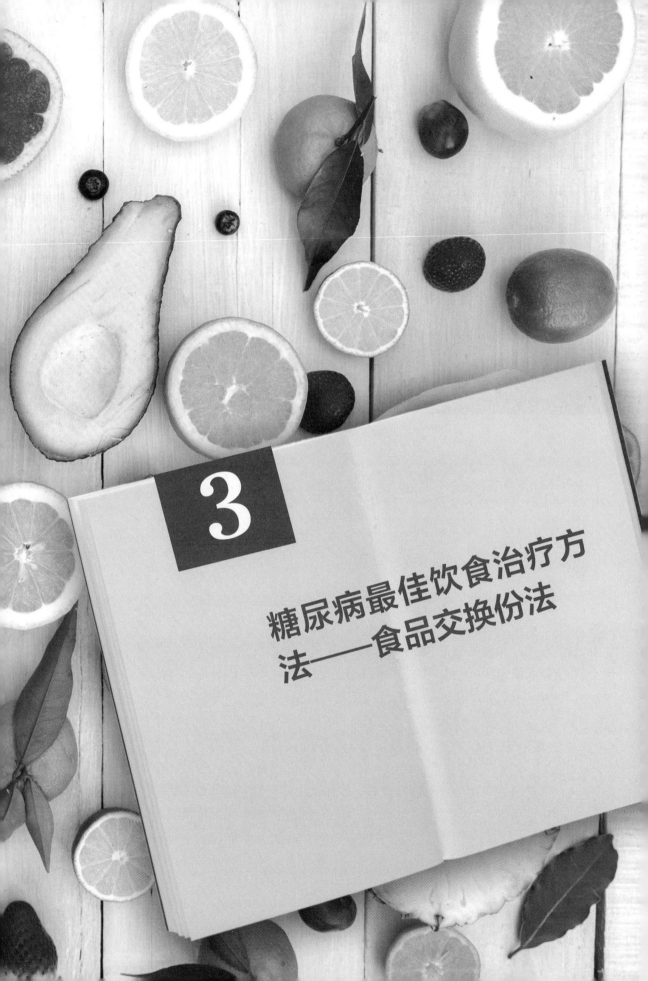

3

糖尿病最佳饮食治疗方法——食品交换份法

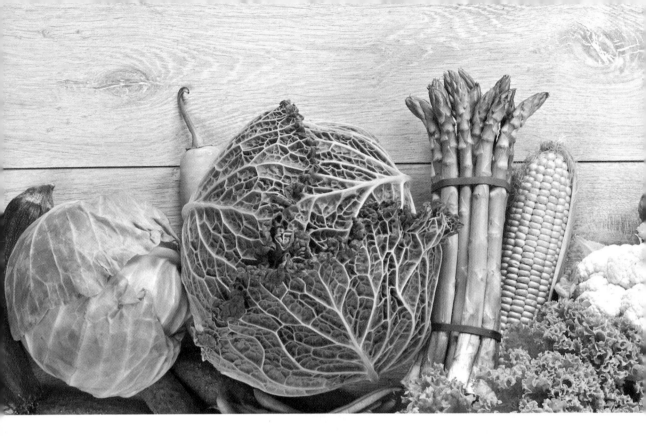

食品交换份法的基本常识

1. 食品交换表与食品交换单位

食物的种类很多，每一种食物所含的营养成分不同，根据每种食物所含碳水化合物、蛋白质及脂肪的比例不同，将营养成分含量相近的食物归为一类，就构成了食品交换表。在同一类食品中，因各种营养成分含量相近，营养价值相等，故可以任意选择，互相交换，使每日的食品丰富多样（见表3-1）。

把所有食品以释放80千卡能量所需要的重量，作为1个食品交换单位，即食品交换单位。

从表3-1中可见，表一到表六都是以80千卡作为1个交换单位。即A食品多少克产生80千卡能量，B食品多少克产生80千卡能量都是预先调查好的。这就是A食品与B食品进行交换的大约分量。例如，米饭55克产生的能量为80千卡，面包33克为80千卡，炒面60克为80千卡。换言之，1单位（交换单位）的分量米饭是55克，面包是33克，炒面是60克。

80千卡这一数字是人为定的，这是由于鸡蛋1个、苹果小的1个等许多食品的常用量是80千卡，并把80千卡作为1个交换单位也便于计算，所以80千卡作为交换单位是很方便的。

表3-1 食品分类表

类别		表	食品	1单位相当于80千卡的各种营养素含量的平均值蛋白质		
				蛋白质（克）	脂质（克）	糖质（克）
I	主要供给糖质的	表一	谷类、薯类、豆类（除外大豆及其制品）糖质多的蔬菜及种实类	2	—	18
		表二	水果类	—	—	20
II	主要供给蛋白质的食品	表三	肉类、鱼类、贝类及其加工品，蛋、奶酪、大豆及其制品	9	5	—
		表四	乳类及乳制品（除外乳酪）	4	5	6
III	主要供给脂质为主的食品	表五	油脂类及多脂性食品	—	9	—
IV	主要供给维生素和矿物质的食品	表六	蔬菜类（除外含糖质多的一部分蔬菜）、藻类	5	1	13

*1交换单位食品的量是指可食部分食品的重量。

科学降糖膳食之豆腐

豆腐营养全面，富含蛋白质和矿物质，且含钙高、糖类低。此外，豆腐不含单糖、双糖、胆固醇，适量食用豆腐还能降低胆固醇，因此特别适合糖尿病患者食用。

补中益气，清热润燥

性凉

豆腐

别名
植物肉

性味归经
性凉，味甘、淡。归脾、肺、大肠经

主要营养素
优质蛋白质、不饱和脂肪酸、磷脂、豆固醇等

能量
82千卡/100克

2. 食品交换份法

  国内外食品分类不完全一样，但大同小异，为了简便实用，他们按食物成分，一般分为4大类，6个表订出了每类食物的一个交换单位的重量、能量及三大营养素的数量。还制定了各类食物的等值交换表。医生可根据病人的具体情况，定出全日所需的总能量及三大营养素的数量后，指导病人运用交换表，选择个人的食物种类及单位份数，再制订出自己的一日食谱，在同一类食品中，因为各种食品营养成分含量相近，营养价值相等，故可以根据病人自己的饮食习惯、嗜好，在食品交换表上任意选择，互相交换，使每日的食品丰富多彩。这就是食品交换份法。食品交换份法是糖尿病最佳的饮食控制法，深受病人的欢迎。

  目前，糖尿病食品交换份法已在世界经济发达国家普遍采用。我国现在还没有制订出统一的、完整的食品交换表。这是因为我国由于国土辽阔，同一食品，不同地区，营养素含量可能不同，所以制订统一的食品交换表有一定的难度。但相信不久的将来，适合我国国情的食品交换表会面世，食品交换份法会在我国得到推广使用。

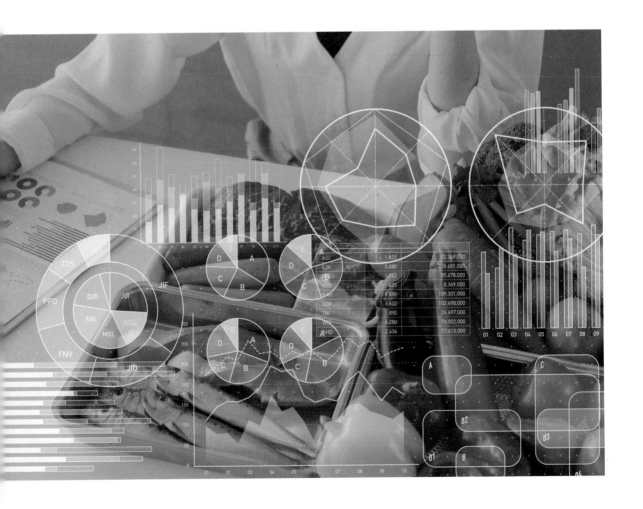

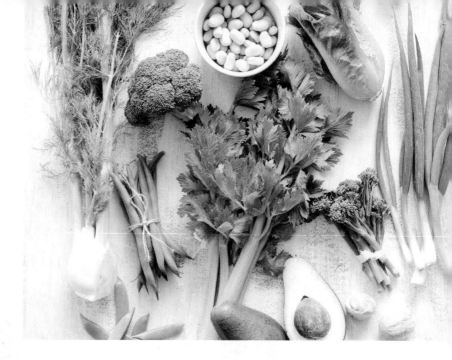

食品交换表的使用

糖尿病饮食治疗必须坚持终生不断。为此，必须考虑个人的爱好、饮食习惯、经济状态和每日的生活方式，进而将每日的饮食方案加以变化，这是必要的。

糖尿病饮食治疗，最严格的要求就是一天的总热量。蛋白质、糖、脂肪等各种营养素，都只是指示最少的必需量，维生素和矿物质也一样。因此，制作饮食疗法方案，是在被限制的1日的总能量中，满足各种营养素的必需量的情况下进行的。并且根据各个人的情况与条件，天天加以变化。

糖尿病患者各自的饮食方案是在按医师指示的总能量范围内（例如1600千卡、1800千卡），根据各自的饮食习惯、环境，从各表中尽可能选择必要单位数的恰当的食品。实际上，常常就是医师和营养师，考虑患者的饮食习惯，指示从表一要几单位，从表二要几单位……以下所说的方法就是只要在1200千卡基础饮食里附加上总能量不足的部分。这样做既简单又容易实行。

TipS:

> 总能量＝基础饮食＋附加饮食
>
> 总能量（千卡）÷80千卡=食品交换单位数

基础饮食部分在食品交换表的同一表内交换。附加饮食部分可以在医师的指导下，按各自的习惯、嗜好，通过表一到表六进行选择。这样可以纠正营养素的不足和偏向。

基础饮食是包含必要的各种营养素的1200千卡的饮食方案。这是由食品交换表一，6单位；食品交换表二，1单位；食品交换表三，4单位；食品交换表四，1.4单位；食品交换表五，1单位；食品交换表六，1单位；调味品0.6单位，计15单位组成的。

如果摄取了基础饮食15单位，就包含有蛋白质60克，糖150克，脂肪40克左右，基本满足了维生素、矿物质的最低需要量。

调味品0.6单位，包含做豆酱汁用的豆酱12克及调味用的砂糖6克，再加上适量的酱油、调味汁。油脂类（表五）1单位（10克），如奶油、猪油及植物油等也是调味用的。

调味品和油脂类，可以参考计算家庭1个月的使用量，1个人平均1日使用多少，来推算病人实际使用量。

按照这样食品交换表计算蛋白质、糖、脂肪的含量，实际上是没有必要的。根据记载的相当于1单位的各种营养素含量的平均值和各自使用的单位数，如果统计一下，就能够知道大体的营养素的1日摄取量。

1. 食品交换表一

食品交换表一以供给碳水化合物为主，每个交换单位大约含蛋白质2克，碳水化合物18克，脂肪为零。供能量80千卡。包括谷类、薯类、豆类、糖质多的蔬菜以及种实类。因为有谷类和薯类食品，所以表一就是以主食或其代用品为主。

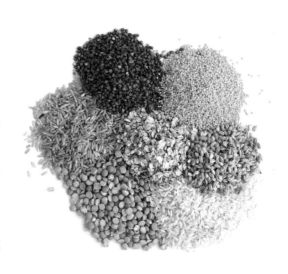

豆类里的大豆及其制品，由于蛋白质含量多，是蛋白质的供应源，所以归入表三。

含糖多的蔬菜及种实类，如南瓜、百合、藕、玉米、栗子等，有可能吃得比较多，所以就归入表一。

食品交换表一

1个交换单位80千卡：蛋白质2克，碳水化合物18克，脂肪为零。

表3-2 谷类

食品名称	1单位重量（克）	食品名称	1单位重量（克）
大米	23	燕麦片	22
小米	22	生面条	27
糯米（秫米）	23	熟面条	80
高粱米	22	面筋	20
荞麦	30	米粉干	23
薏米	22	白粿干	24

续表

食品名称	1单位重量（克）	食品名称	1单位重量（克）
玉米	23	干粉皮（条）	18
鲜玉米（约1个）	350	干粉丝	20
面粉（标准）	23	湿粉条	100
小麦粉	23	白面	22
荞麦粉	22	苏打饼干（约4块）	25
淀粉	20	面包	33
凉粉	333	咸面包	33
玉米面	22	馒头	35
莜麦面	22	米饭	55
挂面	23	年糕	35
线面（福州）	25	稀饭	133
通心面	23	莲子	25
方便面	17		

科学降糖膳食之玉米

玉米所含有可溶性糖低，又含有粗纤维，是糖尿病患者的理想食品之一。玉米中糖的含量比普通大米低，而粗纤维含量是大米的数倍，这些都有利于糖尿病患者降低餐后血糖水平。

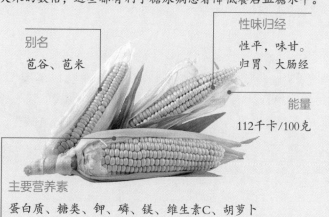

健脾益智，抗衰老

性平 玉米

别名
苞谷、苞米

性味归经
性平，味甘。
归胃、大肠经

能量
112千卡/100克

主要营养素
蛋白质、糖类、钾、磷、镁、维生素C、胡萝卜素、维生素E、膳食纤维等

表3-3 薯类、含糖多的蔬菜及种实类

食品名称	1单位重量（克）	食品名称	1单位重量（克）
马铃薯（番仔薯、土豆）	110	南瓜（福州）	308
番薯（地瓜）	75	南瓜（日本）	220
番薯片（地瓜干）	24	南瓜（西洋）	110
红心地瓜干	24	豆薯（地瓜、凉薯）	235
番薯粉（地瓜粉）	24	慈姑（去皮）	75
芋头	130	山药（去皮）	125
槟榔芋	92	荸荠（去皮）	75
栗子（板栗）	40	荸荠	125
栗子（去皮）	30	琼脂（紫菜胶）	25
红枣	30	芥菜干	55
莲藕	120	金针菜干	30
百合	60		

科学降糖膳食之山药

山药性平、味甘，具有健脾补肺、固肾益精之功效，适用于脾虚泄泻、消渴、小便频数等。现代研究表明，山药黏液为黏液质多糖体，能在肠道中包裹住一起吃进的食物，减缓糖的吸收，从而抑制餐后血糖值的快速上升。因此，糖尿病患者长期食用山药，会有很好的食疗效果。

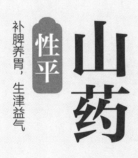

补脾养胃，生津益气

性平 山药

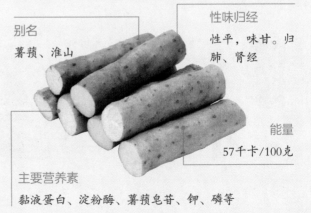

别名

薯蓣、淮山

性味归经

性平，味甘。归肺、肾经

能量

57千卡/100克

主要营养素

黏液蛋白、淀粉酶、薯蓣皂苷、钾、磷等

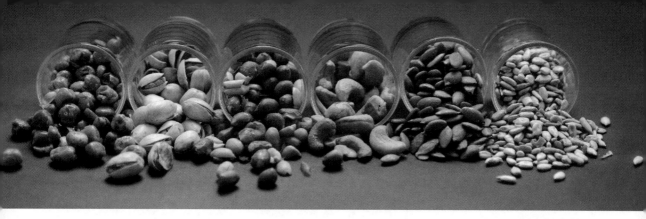

表3-4 豆类（大豆除外）

食品名称	1单位重量（克）	食品名称	1单位重量（克）
绿豆（干）	26	红豆（芸豆、干）	25
蚕豆（带皮、干）	27	菜豆、四季豆（鲜）	308
蚕豆（鲜）	53	青豆（毛豆、鲜）	88
绿豆芽（鲜）	470	花扁豆	30
刀豆（鲜）	186	豌豆	25
长豇豆（豆角、鲜）	276	青豌豆	90
扁豆（鲜）	186	小豆（干）	25

科学降糖膳食之绿豆

绿豆淀粉中含有相当数量的低聚糖（又称寡糖）。这些低聚糖因人体胃肠道没有相应的水解酶系统而很难被消化吸收，所以绿豆提供的能量值比其他谷物低，对于肥胖者和糖尿病患者有辅助食疗的作用。

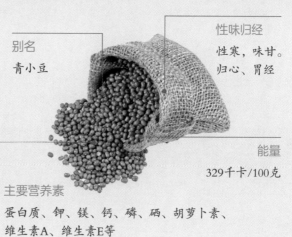

清热解毒，利尿消肿

性寒

绿豆

别名
青小豆

性味归经
性寒，味甘。
归心、胃经

能量
329千卡/100克

主要营养素
蛋白质、钾、镁、钙、磷、硒、胡萝卜素、维生素A、维生素E等

2. 食品交换表二

食品交换表二为水果类，在1个交换单位中含糖20克，蛋白质、脂肪含量可以忽略不计。

因为维生素类、矿物质含量丰富，所以有别于表一。此类食品，1日务必摄取1个交换单位。

水果类的加工品水果汁、水果罐头、果子酱，因为不能与生的水果类同样看待，所以就另外放在附录2中。

食品交换表二

1个交换单位80千卡：蛋白质为零，脂肪为零，碳水化合物20克。

表3-5 水果类

食品名称	别名	1单位重量（克）	含皮、核的重量（克）
甜橙	柑	182	200
柚	文旦、沙田柚	195	360
橘		182	200
橙		186	200
桃		125	200
阳桃	杨桃、洋桃	333	
李		296	
杨梅		216	
柿		103	
番石榴		211	
荔枝		103	
龙眼		136	250
桂圆干	龙眼干	29	

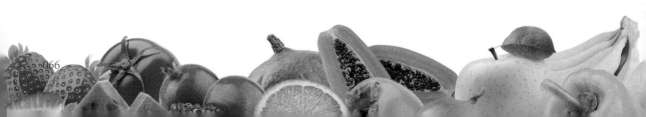

食品名称	别名	1单位重量（克）	含皮、核的重量（克）
枇杷		160	
香蕉		80	
菠萝	凤梨、王梨	182	
橄榄	乌榄、白榄	163	
余甘	油甘	211	
中华猕猴桃	羊桃、猕猴桃	167	
甘蔗汁		121	
梨			200
苹果			200
芒果			150
葡萄		150	200
杏			200
甜瓜（白皮）	梨瓜		350
甜瓜（黄皮）	香瓜		400
草莓		250	250
西瓜		250	500
鸭梨			220
鲜枣			89
木瓜		150	190
柠檬		200	210
无花果		200	220

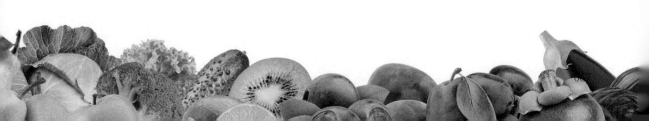

3. 食品交换表三

食品交换表三是以供给蛋白质为主的食品。收集在这里的是除牛乳以外的含蛋白质为主的食品。即鱼贝类及其干品，水产熬炼制品，用调料煮的鱼、贝一类小菜，鱼贝类罐头，肉类及其制品，蛋类，奶酪，大豆及其制品。

在这些食品中，不仅仅只含蛋白质，很多食品也同时含有糖和脂肪，如果经常只吃同一食品，会引起蛋白质摄取相当程度的不足，所以食用的食品品种要多样化。

因此，在脂肪含量比较多，蛋白质含量少（1个交换单位中脂肪5克以上，蛋白质不足7克）的食品上做*记号。

还有，因为水产熬炼制品，用调料煮的鱼、贝一类小菜，含糖多，含蛋白质少，就做△记号。

蛋白质的摄入，动物性蛋白质占1／3是恰当的。

如果做到不摄入标有*记号和△记号的食品，那么，表三中1单位不妨当作蛋白质9克，脂肪5克，碳水化合物为零。

食品交换表三

1个交换单位80千卡：蛋白质9克，脂肪5克，碳水化合物为零。

表3-6 鱼类

食品名称	别名	1单位重量（克）
赤魟	黄魟	90
真鲨	沙鱼	80
大头狗、母鱼	狗母鱼	90
海鳗	鳗鱼	80
油鯻	沙牛、乙只	55
鲈鱼		85
蓝圆鲹	巴浪、鲲鲇	60
棘头梅	大头鱼	55
童鱼	丁珠、梅子	90

食品名称	别名	1单位重量（克）
大黄鱼	黄瓜、黄鱼、黄花鱼	90
带鱼	白鱼、白带鱼	50
蓝点马鲛	尖头马加、马脚	70
银鲳	白鲳	65
鲬鱼	牛尾、竹甲	100
焦氏舌鳎	海贴沙	95
绿鳍、马面鲀	剥皮鱼	100
翼红娘鱼	角仔、角鱼	80
多鳞	沙尖、沙梭	95
红鳍笛鲷	赤棕、红糟	70
鲐鱼	花鲱、花鳃	70
鳁鱼	海河、乌江	40
刺鲳	肉鲫、蛇鲳	55
大甲、鲹	铁甲、硬尾鱼	65
短尾大眼鲷	红眼鲷、红目猴	85
草鱼		90
鲢鱼	白鲢	100
鳙鱼	红鲢	100
鲤鱼	鲤拐子	70
鲫鱼		105
莫桑比克罗非鱼	非洲鲫鱼、黑鲫鱼	105
团头鲂	鳊鱼、武昌鱼	60

续表

食品名称	别名	1单位重量（克）
乌鳢	乌鱼、才鱼	105
泥鳅	鳅鱼	90
胡子鲶	鲶巴郎	75
鳗鲡	河鳗、鳗鱼	35
丁香鱼（干）		40
鳝鱼		100

科学降糖膳食之鳝鱼

鳝鱼体内含有能显著降低血糖的黄鳝素，因而可以辅助治疗糖尿病。据实验观察，从鳝鱼中提取出的一种蛋白质给实验家兔喂服后，对糖代谢有双向调节作用。

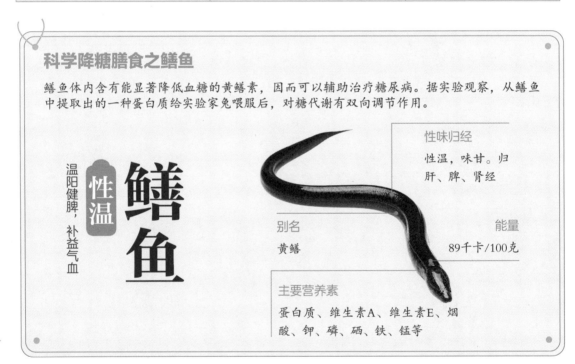

性味归经
性温，味甘。归肝、脾、肾经

别名
黄鳝

能量
89千卡/100克

温阳健脾，补益气血

性温

鳝鱼

主要营养素
蛋白质、维生素A、维生素E、烟酸、钾、磷、硒、铁、锰等

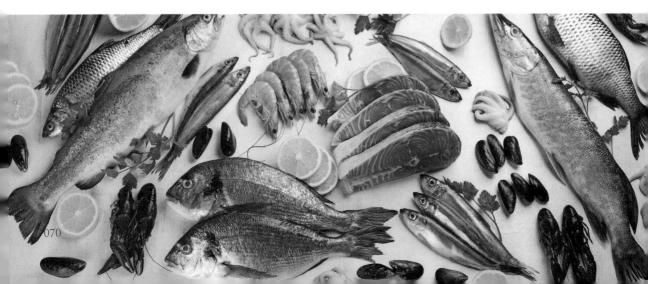

表3-7 软体动物类、贝壳类及其他

食品名称	别名	1单位重量（克）
中国对虾	东方对虾	95
长毛对虾		90
斑节对虾		80
虾米	虾仁	45
虾皮		55
三疣梭子蟹		70
中华绒毛蟹	河蟹、毛蟹	140
锯缘青蟹	青蟹、鲟	100
中华鳖	甲鱼、团鱼	75
中国鲎	鲎	125
锦蛇肉		85
东风螺	黄螺	75
泥蚶	珠蚶、血蚶	115
牡蛎		130
淡菜（鲜）	贻贝	170
淡菜（干）		25
蛤蜊		260
花蛤		180
缢蛏	蛏子	180
蛏干		25
河蚬	蚬子	170
台湾枪乌贼	鱿鱼、锁管	70
台湾枪乌贼干	鱿鱼（干）	25

续表

食品名称	别名	1单位重量（克）
曼氏无针乌贼	墨鱼、目鱼、乌贼鱼	90
曼氏无针乌贼干	墨鱼干、目鱼干	30
章鱼		150
水发海参		100
矾海蜇	海蜇皮	135
西施舌	海蚌	190
江珧		150
鲍鱼		130
赤贝	魁蛤	100
海扇		100
蝶螺	海螺	80
虾姑（煮熟）		80

科学降糖膳食之海参

研究表明，糖尿病患者普遍存在着镁缺乏现象，而低镁又是胰岛素分泌不足的发病原因之一。对于糖尿病患者来说，有条件的话，适当吃一些有海参配伍的药膳，是很有益处的。

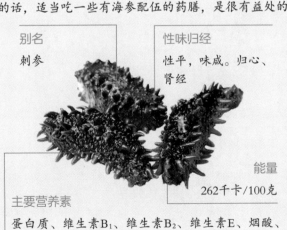

性平

海参

滋阴补肾，养血益精

别名
刺参

性味归经
性平，味咸。归心、肾经

能量
262千卡/100克

主要营养素
蛋白质、维生素B₁、维生素B₂、维生素E、烟酸、钠、钙、镁、硒、铁等

表3-8 肉类

食品名称	1单位重量（克）	食品名称	1单位重量（克）
瘦猪肉	50	鸽肉	35
瘦牛肉	50	兔肉	60
瘦羊肉	50	马肉	60
肥瘦猪肉	25	野猪肉	60
肥瘦牛肉	25	野鸭肉	60
肥瘦羊肉	25	牛肝	60
猪心	60	牛舌	30
猪肝	60	咸牛肉罐头	30
猪肾（猪腰子）	90	烤牛肉	40
猪肚	85	鸡肝	60
猪小肠	140	香肠	20
猪大肠	50	火腿（熟）	20
鸡肉	50	猪胆肝	25
鸭肉	45	猪肉松	20
鹅肉	35		

科学降糖膳食之瘦肉

瘦肉所含营养成分相近且较肥肉易于消化，含蛋白质、脂肪、无机盐、水分。一般来说，猪肉、牛肉、羊肉都含饱和脂肪较高，禽肉、鸡及兔肉中含饱和脂肪较少。同时含无机盐丰富，尤以含铁（红色瘦肉）、磷、钾、钠等较多，也是维生素 B_1、B_2、B_{12}、PP 的良好来源。

滋养脏腑，补中益气

性平

瘦肉

能量
395千卡/100克

性味归经
性平，味甘、咸。归脾、胃、肾经

主要营养素
B族维生素、血红素、蛋白质、维生素A、烟酸、钾、磷、钠、硒、锌、铁等

表3-9 软体动物类、贝壳类及其他

食品名称	1单位重量（克）	备注
鸡蛋	50	约1个
鸭蛋	50	约1个
鹌鹑蛋	50	5～7个
松花蛋（皮蛋）	50	约1个
蛋白	160	1个约35克
蛋黄	20	1个约15克
Edam奶酪	20	
Process奶酪	25	

表3-10 大豆及其制品

食品名称	1单位重量（克）	食品名称	1单位重量（克）
黄大豆（黄豆）	20	北豆腐	100
黑皮青（黑豆）	20	豆腐丝	50
大豆粉	20	豆腐干	50
腐竹	20	油豆腐	50
豆腐皮	20	麻豆腐	100
豆腐	50	豆腐脑	150
南豆腐（嫩）	150	豆浆	300

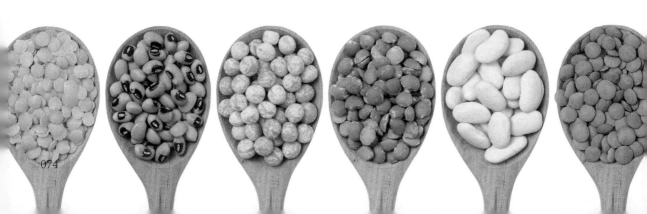

4. 食品交换表四

食品交换表四为奶类及奶制品（奶酪除外）。这是一类很好的食品，不但富含蛋白质，而且也含有很多脂肪、维生素类、钙、磷等，希望摄取这类食品。

牛奶是这类代表性的食品。1单位是140克，蛋白质4克，脂肪5克，碳水化合物6克。市售牛奶1袋227克（1.6单位），酸奶1杯150克（约1单位）。

食品交换表四

1单位80千卡：蛋白质4克，脂肪5克，碳水化合物6克。

表3-11 奶类及奶制品

食品名称	1单位重量（克）	食品名称	1单位重量（克）
牛奶	140	莲子健儿粉	25
全脂奶粉	15	酸奶酪（全脂无糖）	140
全脂加糖奶粉	15	淡味乳儿糕	25
（速溶奶粉）无糖炼乳	60	母乳化奶粉	15
脱脂奶粉	20	炼乳（甜）	25
羊奶	140	麦乳精	20
酸奶	140		

科学降糖膳食之牡蛎

牡蛎被称为"海之牛奶"，含有丰富的钙和大量能使胰岛素正常工作的锌。牡蛎还含有大量的铬，铬与胰岛素的合成有密切的关系，对糖尿病的治疗也很有效。因此，对各类糖尿病患者来说，应该让牡蛎与日常膳食适度挂钩，成为治病保健食谱的好伙伴。

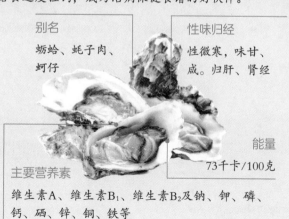

牡蛎

性微寒

生精壮阳，增强体力

别名
蛎蛤、蚝子肉、蚵仔

性味归经
性微寒，味甘、咸。归肝、肾经

能量
73千卡/100克

主要营养素
维生素A、维生素B₁、维生素B₂及钠、钾、磷、钙、硒、锌、铜、铁等

5. 食品交换表五

食品交换表五是以供给脂肪为主的食品。油脂类是含油脂33%以上的肉类、种实类等。

治疗上大致分为动物性脂肪和植物油。

1单位脂肪9克，蛋白质和糖可以忽略不计。

由于要限制能量的摄取，所以必须注意不要过多摄取这类食品。

食品交换表五

1个交换单位80千卡：蛋白质为零，脂肪9克，碳水化合物为零。

表3-12 油脂类

食品名称	1单位重量（克）	食品名称	1单位重量（克）
猪油（炼）	10	法式色拉调味汁	20
花生油	10	蛋黄酱	15
茶油	10	牛油	10
大豆油	10	奶油	10
菜籽油	10	人造奶酪	10

表3-13 多脂性食品

食品名称	1单位重量（克）	食品名称	1单位重量（克）
芝麻	15	杏仁	15
花生米	15	生奶油	20
核桃仁	15	猪五花肉	20
葵花子（带皮）	30	腊肉、咸猪肉	20
南瓜子（带皮）	30	花生奶油	15
西瓜子（带皮）	40	炸马铃薯片	15

6. 食品交换表六

食品交换表六是以供给维生素、矿物质为主的食品，没有能量是其特征。蔬菜、菌藻类等都属于这类食品。

在蔬菜中，含糖特别多的蔬菜都归入了能量多的表一。

蔬菜类根据糖的含量进一步可分为糖含量稍多的蔬菜和糖含量少的蔬菜。糖含量少的蔬菜，只要想吃，就可以吃，多吃一些没有什么关系，但对含糖稍多的蔬菜，如果1日摄入量超过200克，就有必要考虑能量的问题。

另外，在蔬菜中，有含胡萝卜素（维生素A）多的有色蔬菜和其他蔬菜。有色蔬菜有别于其他蔬菜，有色蔬菜1日至少要吃100克以上。

蔬菜1个交换单位平均300克，蛋白质5克，脂肪1克，碳水化合物13克。

干的蔬菜要计算原来有水分的重量。

菌藻类，因为没有什么能量，所以其摄取量没有必要计算。

食品交换表六

1个交换单位300克，80千卡：蛋白质5克，脂肪1克，糖13克。

表3-14 含糖稍多的蔬菜

有色蔬菜		其他蔬菜	
胡萝卜	大葱	白笋干	黑笋干
青豌豆	葵菜	茭白（茭笋）	豆薯（地瓜）※
南瓜※	姜	大头菜	大蒜
芹菜（茎）	芥菜干	香菇（干）	洋葱
坛紫菜	菜豆	银耳（白木耳）	萝卜干
长豇豆※	西洋甘蓝	酱腌茄子	大红菇（干）
			海带（水浸）
			百合根※
			蒜苗

※记号的已记载于食品交换表一，但应少量吃。

表3-15 含糖少的蔬菜

有色蔬菜		其他蔬菜	
小白菜	青蒜	绿豆芽	白萝卜
芥蓝菜	茼蒿（艾菜）	春笋	黄瓜（酱）
芥菜	苦瓜	大白菜	芦笋
苋菜	青椒	冬瓜	花菜
菠菜	姜（糟）	瓠瓜（葫芦）	普通丝瓜
番茄（西红柿）	莴苣	茄子	萝卜（酱）
蕹菜（空心菜）	油菜	莴笋（酱）	鲜蘑菇
韭菜	黄瓜	金针菇	冬笋
甘蓝（包心菜）		青豆角	
		菜瓜	

科学降糖膳食之苦瓜

苦瓜中含有类似胰岛素的物质，它有明显的降血糖作用，能促进糖分分解，使过剩的糖分转化为热量，还能促进体内的脂肪分解，是糖尿病患者理想的食疗食物之一。苦瓜中含有的多种化学成分能激活体内与能量代谢相关的一个重要蛋白——单磷酸腺苷活化蛋白激酶（AMPK），该蛋白具有调控人体能量代谢和促进葡萄糖摄取的作用。采取有效措施激活单磷酸腺苷活化蛋白激酶（AMPK）是2型糖尿病治疗的一个重要途径。

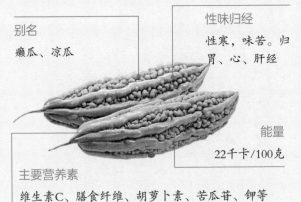

别名
癞瓜、凉瓜

性味归经
性寒，味苦。归胃、心、肝经

性寒 解毒明目，补气益精

苦瓜

能量
22千卡/100克

主要营养素
维生素C、膳食纤维、胡萝卜素、苦瓜苷、钾等

7.调味品、饮料及其他食品交换表

把调味品及其他收录在附录中。关于附录中食品的处理，请遵照医师的指导，其他没有收集在本书的食品也请遵照医师的指导。

附录1 调味品及其他

食品名称	1单位重量（克）	食品名称	1单位重量（克）
豆瓣酱	45	豆酱	40
酱油（油膏）	80	蜂蜜	25
酱油（一级）	110	乌龙茶	90
鱼露（虾油）	70	红茶	70
醋	380	绿茶	65
白糖	20	茉莉花茶	70
番茄酱	60	料酒	35

附录2 酒精饮料

食品名称	1单位	
	（毫升）	糖（克）
啤酒	200	6
葡萄酒	100	2
日本酒（一级）	75	3
烧酒（35度）	40	0
威士忌酒（一级）	35	0
白兰地酒	35	0

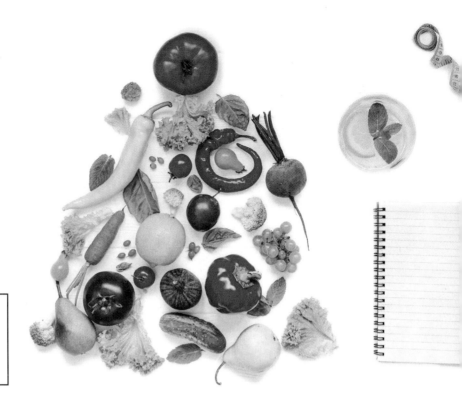

糖尿病饮食方案

1. 糖尿病基础饮食 1200 千卡（15 单位）

食品构成

食品交换表	单位	食品	重量（克）	标准（大致）	蛋白质（克）	脂肪（克）	糖（克）
				基础饮食+附加饮食		食品构成	
表一	6	米饭	330	3小碗	12		108
表二	1	水果类	150	苹果小的1个或中等大小的2/3个			20
表①三	4 { 1	鱼贝类	80	鱼1片	9	5	
	1	肉类	60	牛肉薄片1块	9	5	
	1	鸡蛋	50	中等大的1个	9	5	
	1	豆腐	100		9	5	
表四	1.4	牛奶②	200	1袋	6	7	8
表五	1	油脂类	10			9	

食品交换表	单位	食品	重量（克）	标准（大致）	蛋白质（克）	脂肪（克）	糖（克）
		基础饮食+附加饮食			食品构成		
表六	1	蔬菜类 蘑菇类 藻类	300		5	1	3
附录1	0.6	豆酱 调味用	12		3	2	
		砂糖	6				6
合计	15				62	39	155

TipS:

①附加饮食参阅"不同类型食谱交换表单位分配标准"（P123）。

②不喝牛奶的人，要从食品交换表三中取1交换单位的其他食品，再从食品交换表二中取0.4交换单位的其他食品代替牛奶。

食品交换表三的食品，如在这里所示范的，要尽可能变化内容，令人满意。如果不喜欢吃肉，可用2单位鱼代替1单位肉。

另外，在基础饮食中选择的鱼和肉，在食品交换表三中，要选择没有＊和△记号的食品。

科学降糖膳食之芹菜

芹菜中含有一种能促进脂肪加速分解的化学物质，使肥胖者能够减轻体重，对于2型糖尿病并发肥胖症患者来说，吃芹菜大有益处。经常吃芹菜，不仅有助于降低血糖，还可以防治其并发症，如高血压、肥胖症、冠心病、高脂血症等。芹菜中钙、磷的含量较高，所以它对镇静和保护血管有一定的作用。食用芹菜还可以增强骨骼，对糖尿病合并骨质疏松有较好的治疗作用。

清热解毒，平衡血压

性凉

芹菜

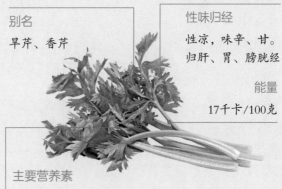

别名
旱芹、香芹

性味归经
性凉，味辛、甘。
归肝、胃、膀胱经

能量
17千卡/100克

主要营养素
膳食纤维、芹菜素、钾、铁、钙、磷等

糖尿病基础饮食方案（A）

餐次 / 菜肴名称	总能量（15单位）分配入各表中	表一 6单位	表二 1单位	表三 4单位	表四 1.4单位	表五 1单位	表六 1单位	附录1 0.6单位
早餐	米饭	2						
	豆酱汁						◎	0.3
	鸡蛋			1				
	炒蔬菜					0.5	◎	
午餐	米饭	2						
	牛肉脯			1				
	蔬菜（生）					0.5	◎	
晚餐	米饭	2						
	生鱼片			1				
	豆腐汤			1				
	菠菜						◎	
间食	牛奶				1.4			
	水果		1					
调味用砂糖*				0.3				

◎是食品交换表六的食品，蔬菜类1日量约300克，可以适当地分配在早餐、午餐和晚餐中。

*砂糖可适当使用。

本方案就是按照前面的食品构成，把被分配各交换表的单位，分配到早餐、午餐、晚餐和间食中。

糖尿病基础饮食方案（B）

餐次	菜肴名称	原料	总能量（15单位）分配入各表中 重量（克）	表一 6单位	表二 1单位	表三 4单位	表四 1.4单位	表五 1单位	表六 1单位	附录1 0.6单位
早餐	米饭	大米	110	2						
	豆酱汁	豆酱	12							0.3
		豆腐	30			0.3				
		葱	10						⓪	
		海带	2						⓪	
	炒蛋	鸡蛋	50			1				
		砂糖	2							0.1
		植物油	2					0.2	⓪	
	蔬菜	菠菜	70							
午餐	烤面包	面包	60	2						
	牛奶	牛奶	200				1.4			
	奶油炸鱼	比目鱼	80			1			⓪	
		小麦粉	少许							
		油	8					0.8		
		柠檬	少许							
	蔬菜	甘蓝	30						⓪	

餐次	菜肴名称	原料	总能量（15单位）分配入各表中 重量（克）	表一 6单位	表二 1单位	表三 4单位	表四 1.4单位	表五 1单位	表六 1单位	附录1 0.6单位
晚餐	米饭	米饭	110	2						
	素烧	牛肉	60			1				
		烧豆腐	70			0.7				
		白菜	80						⓪	
		圆辣椒	20						⓪	
		葱	20						⓪	
		魔芋丝	40						⓪	
		砂糖	4							0.2
	色拉	莴苣	20						⓪	
		黄瓜	80						⓪	
		胡萝卜	10						⓪	
		柠檬								
间食	水果类	橘子	200				1			

⓪记号是食品交换表六的食品，蔬菜类1日量约300克，适量分配于早餐、午餐和晚餐。

TipS:

方案（B）是把前面方案（A）的食品再进行交换，分配于早餐、午餐、晚餐和间食，是比方案（A）更复杂的方案。

食品交换表一的6单位，早餐、午餐、晚餐各分配2单位，这点同方案（A）一样，但午餐的2单位交换为面包。

食品交换表二的1单位分配在间食。

食品交换表三的4单位，如同方案（A），蛋、鱼、肉、豆腐各分配1单位，但是鱼，生鱼片交换为奶油炸鱼。豆腐，一部分使用早餐的豆酱汁来煮，剩下的交换为烧豆腐，成为烧煮的材料。

食品交换表四的牛奶1.4单位，纳入午餐。

食品交换表五的1单位，分配在早餐的炒蛋和午餐的奶油炸鱼。方案（A）只使用植物油，而方案（B）炒蛋用植物油，炸鱼用奶油，同时使用植物油和奶油，因此，植物油的一部分交换为奶油。

食品交换表六的1单位蔬菜1日量约300克，应适量地使用于早餐、午餐和晚餐，因此特别的单位没有表示。⓪记号是表示适量的分配。

糖尿病1200千卡（15单位）的一日食谱

可以认为，一天15个单位的饮食，是所有施行糖尿病饮食疗法的人一天所需的最低摄入量。特殊情况下，可控制在15个单位以下。怎样做出量大一些，高质低能量的菜肴，是本食谱最具特色之处。

早餐（5.7单位）

菜名与原料		用量（克）
面包卷（2个）		60
牛奶（1杯）		200
半熟鸡蛋（1个）		50
洋白菜沙拉		
洋白菜		80
西兰花		30
苹果		80
调味汁	色拉油1小汤匙	4
	醋1小汤匙	5
	盐	0.6
	柠檬汁	少许

洋白菜沙拉

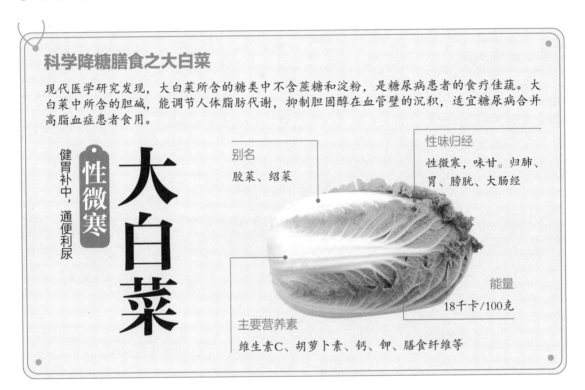

原料见上表

制作方法

1 洋白菜用沸水焯一下，沥干水，切成大块，西兰花用沸水焯绿，沥干水，掰成小朵。

2 苹果洗净，擦干水，带皮切成银杏叶状的块。

3 将调味汁混合，搅匀，拌入放凉了的（1）和苹果。

科学降糖膳食之大白菜

现代医学研究发现，大白菜所含的糖类中不含蔗糖和淀粉，是糖尿病患者的食疗佳蔬。大白菜中所含的胆碱，能调节人体脂肪代谢，抑制胆固醇在血管壁的沉积，适宜糖尿病合并高脂血症患者食用。

健胃补中，通便利尿

性微寒

大白菜

别名
胶菜、绍菜

性味归经
性微寒，味甘。归肺、胃、膀胱、大肠经

能量
18千卡/100克

主要营养素
维生素C、胡萝卜素、钙、钾、膳食纤维等

午餐（4.5单位）

菜名与原料	用量（克）
酱油挂面	
挂面	40
嫩豆苗	10
面筋	少许
酱油（$\frac{1}{2}$大汤匙）	10

菜名与原料	用量（克）
甜料酒（$\frac{1}{2}$大汤匙）	8
高汤（$\frac{3}{5}$杯）	120
鸡肉烧萝卜	
鸡肉（去皮）	60
萝卜	80
魔芋	40
胡萝卜	15
嫩豆荚	10
色拉油（1小汤匙）	5
糖（1小汤匙）	3
酱油（$\frac{1}{2}$大汤匙）	2
高汤	适量
醋拌黄瓜裙带菜	
黄瓜	40
鲜裙带菜	10
两杯醋	
调味汁 醋（1小汤匙）	
盐	
高汤（1小汤匙）	

酱油挂面

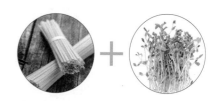

原料见上表

制作方法

1 挂面用水煮熟，捞起放入清水中，用手揉搓一遍，然后沥干水。

2 高汤烧热，用酱油、甜料酒调味，把面筋放入汤里，煮开，再马上将挂面放入，煮开捞出，撒上嫩豆苗。

鸡肉烧萝卜

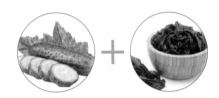

原料见上表

（制作方法）

1 鸡肉切成适当大小的片。

2 萝卜切成不规则的块，稍微煮一下；魔芋焯水沥干后切成不规则的块；胡萝卜切成小一些不规则的块；嫩豆荚去筋，用开水焯绿。

3 锅里注油，烧热，煸炒鸡肉，炒至肉变色时放入萝卜、胡萝卜、魔芋，继续翻炒，待所有的菜炒透后，倒入高汤，用糖、酱油调味，煮开，出锅之前撒上嫩豆荚。

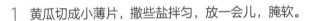

醋拌黄瓜裙带菜

原料见上表

（制作方法）

1 黄瓜切成小薄片，撒些盐拌匀，放一会儿，腌软。

2 裙带菜切成大块，焯水后沥干。

3 挤出黄瓜中的水分，裙带菜也沥干水，用2杯醋调拌，再加调味汁拌匀即成。

科学降糖膳食之黄瓜

黄瓜含有胡芦巴碱以及丙醇二酸等活性成分，新鲜黄瓜中含有的丙醇二酸能有效抑制糖类物质在体内转变为脂肪，避免脂肪在体内聚集、堆积过多形成肥胖症，这对防治糖尿病及其发展均具有重要意义。中老年糖尿病患者经常适量食用黄瓜及其制品，不仅可改善临床症状，还有助于防治高血压、肥胖症等合并症。

利水消肿，生津止渴

性凉

黄瓜

别名

胡瓜、刺瓜、王瓜

性味归经

性凉，味甘。归肺、胃、大肠经

能量

16千卡/100克

主要营养素

维生素C、维生素E、黄瓜酶等

晚餐（5.0单位）

菜名与原料	用量（克）
米饭	110
多原料大酱汤	
萝卜、魔芋	各20
胡萝卜	1
芋头	25
葱（葱花）	10
高汤	150
酱（2小汤匙）	12
盐烤石鲈鱼	
石鲈鱼（净重）	60
盐	适量
挂卤豆腐	
豆腐	100
葱	15
胡萝卜	15
鲜香菇	10
清水竹笋	10
细三叶菜	10
酱油（1小汤匙）	6
甜料油（$\frac{2}{3}$小汤匙）	4
淀粉（$\frac{1}{3}$小汤匙）	1
高汤	适量
凉拌青菜	
菠菜	60
菊花	10
酱油（$\frac{2}{3}$小汤匙）	4
高汤（$\frac{4}{5}$小汤匙）	4

多原料大酱汤

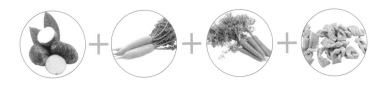

原料见上表

制作方法

1　萝卜、胡萝卜切成不规则的小块；魔芋焯水后切成同样大小的不规则块；芋头切成不规则的块，用开水煮一遍，煮掉黏液。

2　将上述原料放入高汤中煮熟，撒上葱，再放入酱后煮开即成。

挂卤豆腐

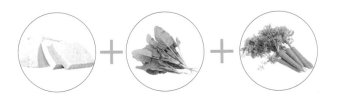

原料见上表

制作方法

1　豆腐用高汤煮熟。

2　蔬菜切丝，用高汤、甜料酒、酱油煮熟，再以水淀粉勾芡后撒上细三叶菜。

3　豆腐盛入碗中，浇上（2）即成。

凉拌青菜

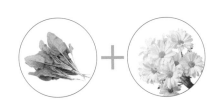

原料见上表

制作方法

1　菠菜洗净焯水后切成4厘米长的段；菊花用加有醋的水焯一遍。

2　将酱油和高汤混合在一起，拌入（1）即成。

2. 糖尿病 1440 千卡（18 单位）的饮食方案

食品构成

食品交换表	单位	食品	重量（克）	蛋白质（克）	脂肪（克）	糖（克）
	基础饮食+附加饮食			食品构成		
表一	8（6+2）	米饭	440	16		144
表二	1（1+0）	水果类	150			20
表三	4 { 1 1 +1 1 }	鱼贝类	80	9	5	
		肉类	120	18	10	
		鸡蛋	50	9	5	
		豆腐	100	9	5	
表四	1.4（1.4+0）	牛奶	200	6	7	8
表五	1（1+0）	油脂类	10		9	
表六	1（1+0）	蔬菜类 蘑菇类 藻类	300	5	1	13
附录1	0.6（0.6+0）	豆酱汁 用豆酱	12	3	2	
		调味用 砂糖	6			6
合计	18（15+3）			75	44	191

糖尿病1440千卡（18单位）的饮食方案（A）

总能量（18单位）分配入各表中 餐次 饮食方案	表一 8单位 (6+2)	表二 1单位 (1+0)	表三 5单位 (4+1)	表四 1.4单位 (1.4+0)	表五 1单位 (1+0)	表六 1单位 (1+0)	附录1 0.6单位 (0.6+0)
早餐 米饭	2						
早餐 豆酱汁						⓪	0.3
早餐 豆腐汤			1				
早餐 菠菜						⓪	
午餐 米饭	3						
午餐 烤牛肉			2				
午餐 蔬菜色拉					1	⓪	
晚餐 米饭	3						
晚餐 鱼			1				
晚餐 白菜						⓪	
晚餐 鸡蛋			1				
晚餐 水果类		1					
间食 牛奶				1.4			
调味用砂糖*				0.3			

⓪是食品交换表六的食品，蔬菜1日量约300克，可以适当地分配在早餐、午餐和晚餐中。

*调味用砂糖适量使用。

按照前面的食品构成，把被分配于各交换表的单位分配在早餐、午餐、晚餐和间食中。

糖尿病1440千卡（18单位）的饮食方案（B）

餐次	菜肴名称	原料	重量（克）	表一 8单位 (6+2)	表二 1单位 (1+0)	表三 5单位 (4+1)	表四 1.4单位 (1.4+0)	表五 1单位 (1+0)	表六 1单位 (1+0)	附录1 0.6单位 (0.6+0)
早餐	米饭	大米	110	2						
	豆酱汁	豆酱	12						⓪	0.3
		萝卜	40							
	豆腐汤	豆腐	100			1				
		葱	10						⓪	
	蔬菜	芹菜	100						⓪	
	面包	面粉	66	2						
	鲜玉米	鲜玉米	350	1						
	豆腐丝	豆腐丝	50			1				
		猪肝	60			1				
	猪肝汤	葱	10						⓪	
		调味品								0.15
晚餐	米饭	大米	165	3						
	油炸带鱼	带鱼	50			1				
		植物油	10					1		
		调味品								0.15
	蛋类	鸡蛋	50			1				
	蔬菜	甘蓝菜	150						⓪	
	水果类	苹果	200		1					
间食	奶类	牛奶	200				1.4			

⓪表示适量的分配。

TipS:

方案（B）是把前面方案（A）的食品再进行交换，分配在早餐、午餐、晚餐和间食中。

食品交换表一的8单位，与方案（A）相同，早餐2单位，中餐和晚餐各3单位，但是午餐的3单位米饭交换为2单位面包和1单位鲜玉米。

食品交换表二的1单位水果放在晚餐不变。

食品交换表三的5单位，根据方案（A）是豆腐1单位，牛肉2单位，鱼1单位，鸡蛋1单位；但是2单位牛肉交换为1单位豆腐丝和1单位的猪肝。

食品交换表四的牛奶1.4单位放在间食中不变。

食品交换表五的1单位，交换为植物油。

食品交换表六的1单位蔬菜，1日量约300克应适量地使用于早餐、中餐和晚餐，因此没有特别表示单位。

糖尿病1440千卡（18单位）的一日食谱

本食谱与糖尿病基础饮食1200千卡，15单位的饭菜相比，多了3个单位，这3个单位多在哪个方面都没有关系，但和油脂、糖那样量少而热量高的食品相比，还是增加米饭、面类主食的量更好一些。如果吃米饭，可以食用2碗。

早餐（5.1单位）

菜名与原料	用量（克）
米饭	110
红薯大酱汤	
红薯	25
细香葱	5
酱（2小汤匙）	12
韭菜豆豉	
豆豉	40

续表

菜名与原料	用量（克）
韭菜	30
萝卜	40
鹌鹑蛋	10
葱	5
酱油（1小汤匙）	6
芥末	适量
糖醋白菜	
白菜	60
胡萝卜	10
混合醋	
红辣椒	少许
香油（$\frac{1}{4}$小汤匙）	1
盐	0.6
糖（$\frac{1}{3}$小汤匙）	1
醋（1小汤匙）	5
苹果	100

红薯大酱汤

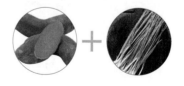

原料见上表

（ **制作方法** ）

1 红薯洗净带皮切成半月形块，用水过一遍，去除黏液后备用。

2 细香葱切成葱花。

3 将红薯块放入150克高汤中煮熟，放入酱，撒上葱花。

韭菜豆豉

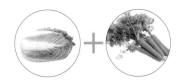

原料见上表

(**制作方法**)

1 将韭菜焯水后切成1厘米长的段；萝卜擦成萝卜泥；葱切成末。

2 将酱油、发好的芥末和（1）拌入豆豉中，搅拌均匀，盛入碗里，打上一个鹌鹑蛋。

糖醋白菜

原料见上表

(**制作方法**)

1 白菜焯水，白菜帮切成长方形块；胡萝卜切成长方形块后焯水。

2 将（1）的水分挤干之后，用混合醋调拌。

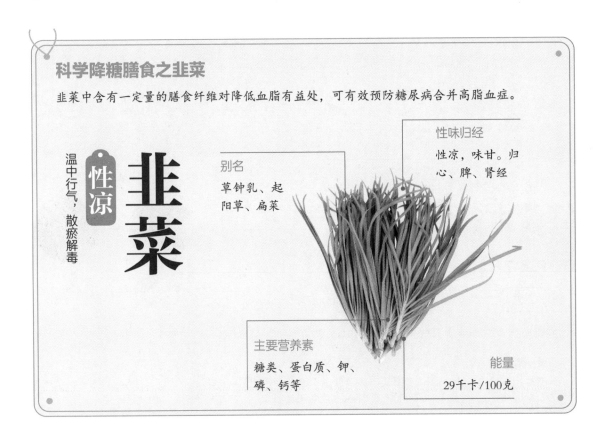

科学降糖膳食之韭菜

韭菜中含有一定量的膳食纤维对降低血脂有益处，可有效预防糖尿病合并高脂血症。

温中行气，散瘀解毒

性凉

韭菜

别名
草钟乳、起阳草、扁菜

性味归经
性凉，味甘。归心、脾、肾经

主要营养素
糖类、蛋白质、钾、磷、钙等

能量
29千卡/100克

午餐（6.9单位）

菜名与原料		用量（克）
鸡蛋盖浇饭		
米饭		165
洋葱		30
细三叶菜		10
鸡蛋（1个）		50
煮汁	高汤（$\frac{1}{4}$汤匙）	50
	杯甜料酒（$1\frac{1}{2}$小汤匙）	8
	酱油（$1\frac{1}{2}$小汤匙）	8
黑鱼炒青梗菜		
黑鱼		80
青梗菜		80
姜		少许
色拉油（$1\frac{1}{4}$小汤匙）		5
盐（$\frac{1}{5}$小汤匙）		1
酒（1小汤匙）		5
草莓酸奶		
草莓		100
酸奶（$\frac{1}{2}$杯）		100

鸡蛋盖浇饭

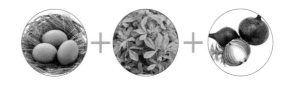

原料见上表

制作方法

1　洋葱切成薄片；细三叶菜切成1厘米长的段；鸡蛋打散。

2　煮汁烧开，投入洋葱，煮烂，撒上三叶菜，迅速将搅散的蛋液倒入锅中，煮至半熟时停火。

3　碗中盛上热米饭，然后把（2）盖在米饭上。

黑鱼炒青梗菜

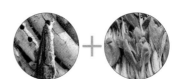

原料见上表

制作方法

1　将青梗菜粗帮从中间切成两半，再切成块。

2　黑鱼剥去皮，切成长方块。

3　在平底锅里倒入油，烧热，煸炒姜末，然后放入青梗菜菜帮，再放入菜叶，旺火急炒。

4　菜炒软后投入黑鱼块，迅速翻炒后用酒和盐调味，翻炒一遍即停火，出锅。

科学降糖膳食之洋葱

洋葱能溶血栓，也能抑制高脂肪饮食引起的血胆固醇升高。对中老年2型糖尿病患者来说，它具有防治糖尿病合并高血压、高脂血症的作用。洋葱中含有能够降低血糖的物质——甲磺丁脲，它能选择性地作用于胰岛β细胞，促进胰岛素分泌。此外，洋葱对肾上腺素性高血糖具有一定防治作用。

抵抗病毒，增强免疫力

性温

洋葱

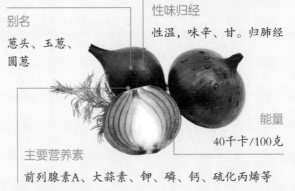

别名

葱头、玉葱、圆葱

性味归经

性温，味辛、甘。归肺经

能量

40千卡/100克

主要营养素

前列腺素A、大蒜素、钾、磷、钙、硫化丙烯等

晚餐（5.9单位）

菜名与原料	用量（克）
法式面包	60
奶汁蔬菜汤	
洋白菜	40
胡萝卜	10
洋葱	20
牛奶（$\frac{1}{2}$ 杯）	100
汤（$\frac{2}{5}$ 杯）	80
盐（$\frac{1}{6}$ 小汤匙）	0.8
牛排蘑菇沙司	
牛腿肉	80
鲜香菇	20
金针菇	20
丛生口蘑	20
白葡萄酒（$\frac{3}{5}$ 小汤匙）	3
西芹	少许
马铃薯	60
盐	1.2
胡椒	少许
色拉油（1小汤匙）	4
扁豆角	30
青菜色拉	
生菜	30
黄瓜	20
芹菜	10
西红柿	30

续表

菜名与原料		用量（克）
调味汁	色拉油（1小汤匙）	4
	醋（1小汤匙）	5
	盐	0.3

奶汁蔬菜

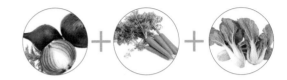

原料见上表

（制作方法）

将洋葱、胡萝卜、洋白菜切成丝，用汤煮熟，加牛奶，用盐调味。

牛排蘑菇沙司

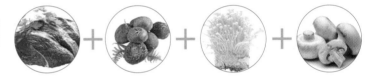

原料见上表

（制作方法）

1 牛肉在煎烤之前撒些盐和胡椒，然后用抹有少许油的平底锅煎烤，煎熟后装盘。

2 鲜香菇、金针菇和丛生口蘑均剪掉菇柄并拆散，淋上葡萄酒，置锅中焖熟，用盐调味。

3 将（2）盛于（1）上，撒些西芹末，旁边配上蒸马铃薯和煮扁豆角即成。

青菜色拉

原料见上表

（制作方法）

1 生菜撕成块；黄瓜和芹菜斜切成片；西红柿切成月牙形块。

2 将（1）艺术地摆在盘中，浇上调味汁。

3. 糖尿病 1600 千卡（20 单位）的饮食方案

食品构成

食品交换表	基础饮食+附加饮食		重量（克）	食品构成		
	单位	食品		蛋白质（克）	脂肪（克）	糖（克）
表一	10（6+4）	米饭	550	20		180
表二	1（1+0）	水果类	150			20
表三	$5\begin{cases}1\\1\\1\\1\end{cases}+1$	鱼贝类	80	9	5	
		肉类	120	18	10	
		鸡蛋	50	9	5	
		豆腐	100	9	5	
表四	1.4（1.4+0）	牛奶	200	6	7	8
表五	1（1+0）	油脂类	10		9	
表六	1（1+0）	蔬菜类	300	5	1	13
		蘑菇类				
附录1	0.6（0.6+0）	豆酱汁用豆酱	12	3	2	
		调味用砂糖	6			6
合计	20（15+5）			79	44	227

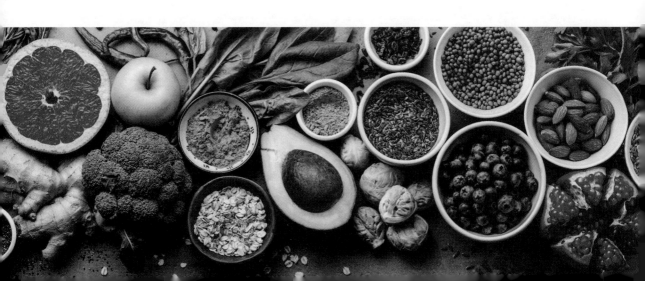

糖尿病1600千卡（20单位）的饮食方案（A）

总能量（20单位）分配入各表中 餐次 菜肴名称	表一 10单位 (6+4)	表二 1单位 (1+0)	表三 5单位 (4+1)	表四 1.4单位 (1.4+0)	表五 1单位 (1+0)	表六 1单位 (1+0)	附录1 0.6单位 (0.6+0)
早餐 米饭	2						
早餐 豆酱汁						⓪	0.3
早餐 豆腐汤			1				
早餐 菠菜						⓪	
午餐 米饭	4						
午餐 烤牛肉			2				
午餐 芥菜						⓪	
晚餐 米饭	4						
晚餐 炸鱼			1				
晚餐 白菜						⓪	
晚餐 鸡蛋			1				
晚餐 水果类		1					
间食 牛奶				1.4			
调味用砂糖*	0.3						

ⓞ是食品交换表六的食品，蔬菜1日量约300克，可以适当地分配在早餐、午餐和晚餐中。

*调味用的砂糖可适当使用。

按照前面的食品构成，把被分配于各交换表的单位分配在早餐、午餐、晚餐和间食中。

糖尿病1600千卡（20单位）的饮食方案（B）

餐次	菜肴名称	原料	重量（克）	表一 10单位 (6+4)	表二 1单位 (1+0)	表三 5单位 (4+1)	表四 1.4单位 (1.4+0)	表五 1单位 (1+0)	表六 1单位 (1+0)	附录1 0.6单位 (0.6+0)
早餐	米饭	大米	110	2						
	豆酱汁	豆酱	12							0.3
		萝卜	40					⓪		
	豆腐	南豆腐（嫩）	150			1				
	酱油	酱油（一级）	11							0.1
	炒蔬菜	菠菜	100					⓪		
		植物油	2				0.2			
午餐	馒头	面粉	140	4						
	炒蛋	鸡蛋	50		1					
		葱	20					⓪		
		植物油	4				0.4			
	猪肝汤	猪肝	60		1					
		葱（葱花）	10					⓪		
		萝卜	20					⓪		
		鲜香菇	10					⓪		
	蔬菜	白菜	100					⓪		

续表

餐次	菜肴名称	原料	重量（克）	表一 10单位 (6+4)	表二 1单位 (1+0)	表三 5单位 (4+1)	表四 1.4单位 (1.4+0)	表五 1单位 (1+0)	表六 1单位 (1+0)	附录1 0.6单位 (0.6+0)
晚餐	米饭	大米	220	4						
	炸草鱼	草鱼	180			2				
		植物油	4					0.4		
		砂糖	4150			1				0.2
	蔬菜	芥菜	100						⓪	
	奶类	牛奶	200				1.4			
间食	水果类	桃	200		1					

总能量（20单位）分配入各表中

⓪表示适量的分配。

TipS:

方案（B）是把前面方案（A）的食品再行进交换，分配于早餐、午餐、晚餐和间食中。

食品交换表一的10单位，与方案（A）同样，早餐2单位，午餐和晚餐各4单位，但是午餐的4单位交换为馒头。

食品交换表二的1单位转为间食。

食品交换表三的5单位，根据方案（A）是豆腐1单位，牛肉2单位，鱼1单位，鸡蛋1单位；但是2单位的牛肉和1单位的鱼交换为草鱼2单位和猪肝1单位。

食品交换表四的牛奶1.4单位分配在晚餐中。

食品交换表五的1单位，分配在三餐中。

食品交换表六的1单位蔬菜，1日量约300克，可以适量地分配于早餐、午餐和晚餐，因此没有特别表示单位。

糖尿病1600千卡（20单位）的一日食谱

这是一个与普通饮食没有什么变化的食谱，实际上有很多人在医生的指导下都采用了此食谱。精心设计的糖尿病饮食，能够平衡地摄取一天之中所必需的营养，所以对任何人来说，都是健康的饮食。

早餐（6.6单位）

菜名与原料	用量（克）
吐司	
面包片	90
黄油（$1\frac{1}{2}$小汤匙）	4
牛奶（1杯）	200
煎蛋饺扁豆角	
鸡蛋（1个）	50
色拉油（$\frac{1}{4}$小汤匙）	1
盐	0.3
胡椒	少许
扁豆角	20
小西红柿	20
葡萄柚	100

煎蛋饺扁豆角

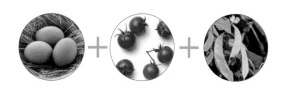

原料见上表

（制作方法）

1 将鸡蛋打散（不必打起泡），加盐和胡椒调味。

2 平底锅下油烧热，将蛋液倒入锅内煎至半熟，整形成蛋饺状，盛入盘中。

3 扁豆角焯水后用油炒，放盐和胡椒调味，与小西红柿一起码在蛋饺旁。

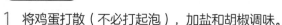

午餐（6.7单位）

菜名与原料		用量（克）
咖喱炒饭		
米饭		220
猪腿肉（不带肥肉）		60
葱		20
胡萝卜		20
柿子椒		20
鲜香菇		10
色拉油（1小汤匙）		4
调料	咖喱粉（1小汤匙）	2
	盐（$\frac{1}{3}$小汤匙多一些）	1.8
豆腐裙带菜汤		
鲜裙带菜		10
葱		10
嫩豆苗		10
豆腐		30
汤（$\frac{3}{5}$杯）		120
盐（$\frac{1}{8}$小汤匙）		0.6
拌蒸茄子		
茄子		60
调料	醋（$\frac{3}{5}$小汤匙）	3
	酱油（$\frac{2}{3}$小汤匙）	4
	糖（$\frac{1}{3}$小碎块）	1
红辣椒（小碎块）		少许
猕猴桃		75

咖喱炒饭

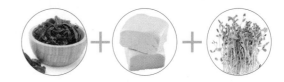

原料见上表

（ **制作方法** ）

1 将猪腿肉切成1.5厘米见方的块。

2 葱切粒；胡萝卜切成5毫米见方的块，焯水后沥干；柿子椒、鲜香菇切成5毫米见方的块。

3 平底锅内注油烧热，煸炒猪肉，炒至肉变色时，投入（2）的蔬菜翻炒，然后放入米饭，翻炒均匀，加咖喱粉调味。

豆腐裙带菜汤

原料见上表

（ **制作方法** ）

1 将裙带菜切成适当大小的块，葱切丝，豆腐切成小方块。

2 上料用高汤煮开后用盐调味，装碗后撒上嫩豆苗。

拌蒸茄子

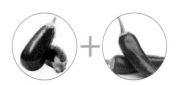

原料见上表

（ **制作方法** ）

1 茄子去蒂，放入蒸锅中蒸熟，取出放凉。

2 红辣椒去籽，切成小碎块，和调料拌在一起。

3 将蒸茄子撕成细条，用（2）调拌。

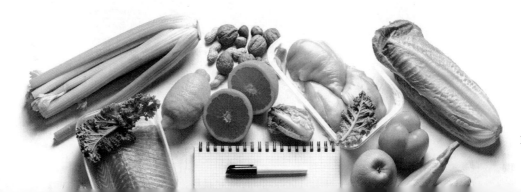

晚餐（6.7单位）

菜名与原料	用量（克）
米饭	165
蛤仔酱汤	
蛤仔	10
海带	少许
酱（$1\frac{1}{2}$小汤匙）	12
拍松鲣鱼肉	
鲣鱼	60
萝卜	30
细香葱	5
姜	少许
葱	5
紫菜	少许
酱油（1小汤匙）	6
小油菜炖油豆腐	
小油菜	80
金针菇	20
油豆腐	35
高汤	适量
调料 { 酱油（1小汤匙少一些） 甜料酒（$\frac{1}{2}$小汤匙）	

续表

菜名与原料		用量（克）
醋拌大和芋		
大和芋		80
三杯醋		
调料	醋（$\frac{4}{5}$小汤匙）	4
	盐	0.4
	糖（$\frac{1}{3}$小汤匙）	1
	高汤（1小汤匙）	5
绿紫菜		适量

蛤仔酱汤

原料见上表

（ **制作方法** ）

将海带放入水里煮熟后放入蛤仔，在水烧沸之前，取出海带，继续煮，加入酱，搅开，装碗。

拍松鲣鱼肉

原料见上表

（ **制作方法** ）

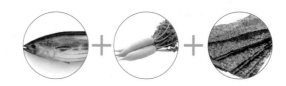

1 鲣鱼用铁钎子串上，用火烘烤，烤至鱼表面变白后，放到冰水里冷却，然后擦干水，切成1厘米厚的块。

2 萝卜、姜擦成泥，细香葱切成末，葱和紫菜切成丝。

3 将（1）盛入餐具中，配料（2）放在鱼肉上面即成。

小油菜炖油豆腐

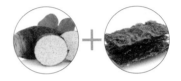

原料见上表

(制作方法)

1 小油菜焯水沥干，切成4厘米长的段；金针菇剪掉硬根，掰成小把。

2 油豆腐用开水浇一下，切成适当大小的块。

3 用高汤炖金针菇、油豆腐，然后放入小油菜，加盐调味。

醋拌大和芋

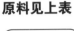

原料见上表

(制作方法)

大和芋削去皮，用加醋的水浸泡一下，切成丝，用三杯醋调拌，配上绿紫菜即成。

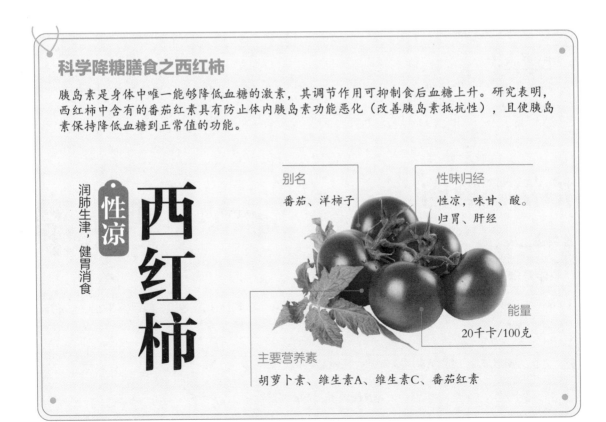

科学降糖膳食之西红柿

胰岛素是身体中唯一能够降低血糖的激素，其调节作用可抑制食后血糖上升。研究表明，西红柿中含有的番茄红素具有防止体内胰岛素功能恶化（改善胰岛素抵抗性），且使胰岛素保持降低血糖到正常值的功能。

润肺生津，健胃消食

性凉

西红柿

别名
番茄、洋柿子

性味归经
性凉，味甘、酸。
归胃、肝经

能量
20千卡/100克

主要营养素
胡萝卜素、维生素A、维生素C、番茄红素

4. 糖尿病 1840 千卡（23 单位）的饮食方案

食品构成

基础饮食+附加饮食				食品构成		
食品交换表	单位	食品	重量（克）	蛋白质（克）	脂肪（克）	糖（克）
表一	12（6+6）	米饭	660	24		216
表二	1（1+0）	水果类	150			20
表三	5 {1, 1, +1, 1, 1}	鱼贝类	80	9	5	
		肉类	120	18	10	
		鸡蛋	50	9	5	
		豆腐	100	9	5	
表四	1.4（1.4+0）	牛奶	200	6	7	8
表五	2（1+1）	油脂类	20		18	
表六	1（1+0）	蔬菜类	300	5	1	13
		蘑菇类				
		藻类				
附录1	0.6（0.6+0）	豆酱汁用豆酱	12	3	2	
		调味用砂糖	6			6
合计	23（15+8）			83	53	263

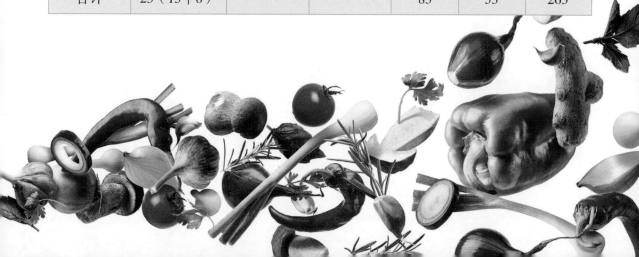

糖尿病1840千卡（23单位）饮食方案（A）

餐次 菜肴名称 \ 总能量（23单位）分配入各表中	表一 12单位 (6+6)	表二 1单位 (1+0)	表三 5单位 (4+1)	表四 1.4单位 (1.4+0)	表五 2单位 (1+1)	表六 1单位 (1+0)	附录1 0.6单位 (0.6+0)
早餐 米饭	4						
早餐 豆酱汁						⓪	0.3
早餐 豆腐汤			1				
早餐 菠菜						⓪	
午餐 米饭	4						
午餐 烤牛肉			2				
午餐 蔬菜色拉					1	⓪	
晚餐 米饭	4						
晚餐 炸鱼			1		1		
晚餐 白菜						⓪	
晚餐 鸡蛋			1				
晚餐 水果类		1					
间食 牛奶				1.4			
调味用砂糖*	0.3						

ⓞ是食品交换表六的食品，蔬菜类1日量约300克，可以适当地分配在早餐、午餐和晚餐中。

*调味用砂糖适量使用。

本饮食方案就是按照前面的食品构成，把被分配于各交换表的单位分配在早餐、午餐、晚餐和间食中。

糖尿病1840千卡（23单位）饮食方案（B）

餐次	菜肴名称	原料	重量（克）	表一 12单位 (6+6)	表二 1单位 (1+0)	表三 5单位 (4+1)	表四 1.4单位 (1.4+0)	表五 2单位 (1+1)	表六 1单位 (1+0)	附录1 0.6单位 (0.6+0)
早餐	米饭	大米	220	4						
	豆酱汁	豆酱	12							0.3
		萝卜	40						⓪	
	炒豆腐	豆腐	100			1				
		鸡肉	20			0.5				
		蘑菇	2						⓪	
		胡萝卜	10						⓪	
		青豌豆	5						⓪	
		植物油	8					0.8		
		砂糖								0.1
	炒蔬菜	白菜	80						⓪	
午餐	夹心面包片	面包	120	4						
		火腿	40			1				
		黄瓜	30						⓪	
		马铃薯	40						⓪	
		莴苣	20						⓪	
		蛋黄酱	15					1		
	牛奶	牛奶	200				1.4			

续表

餐次	菜肴名称	原料	重量（克）	表一 12单位 (6+6)	表二 1单位 (1+0)	表三 5单位 (4+1)	表四 1.4单位 (1.4+0)	表五 2单位 (1+1)	表六 1单位 (1+0)	附录1 0.6单位 (0.6+0)
晚餐	米饭	大米	220	4						
	生鱼片	金枪鱼	60			1				
	配菜	萝卜	50						⓪	
	蒸鸡蛋羹	鸡蛋	40			0.8				
		鸡肉	20			0.5				
		海带鱼肉卷	8			0.1				
		鸭儿芹	少许						⓪	
	芝麻凉菜	菠菜	60						⓪	
		胡萝卜	10						⓪	
		鱼糕	8			0.1				
		砂糖	4							0.2
		黑芝麻	3					0.2		
间食	水果类	香蕉	100		1					

　　⓪是食品交换表六的食品，蔬菜类1日量约300克，可以适当地分配在早餐、午餐和晚餐中。

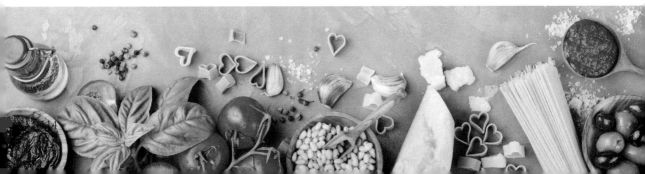

TipS

方案（B）是把前面方案（A）的食品再进行交换，分配在早餐、午餐、晚餐和间食中。

食品交换表一的12单位，与方案（A）相同，早餐、午餐、晚餐各分配4单位，但是午餐的4单位交换为面包。

食品交换表二的1单位转为间食。

食品交换表三的5单位，根据方案（A）是豆腐1单位，牛肉2单位，鱼1单位，鸡蛋1单位；但是2单位的牛肉，交换为1单位的烤火腿和1单位的鸡肉，干炸用的鱼1单位交换为生鱼片1单位。蒸鸡蛋羹使用不了1单位鸡蛋，剩下的鸡蛋约0.2单位就分配到鱼糕和海带鱼肉卷里。

食品交换表四的牛奶1.4单位分配在午餐中。

食品交换表五的2单位，一部分交换为多脂性食品芝麻。

食品交换表六的1单位蔬菜，1日量约300克，因适量地使用于早餐、午餐和晚餐，因此没有特别表示单位。

糖尿病1840千卡（23单位）的一日食谱

每顿饭能轻松愉快地食用两碗米饭，施行饮食疗法就不会感到吃不消。如果食用这个食谱还觉得不够吃的人，说明迄今为止吃得过多了。从量的角度考虑，不要光增加主食，也需要增加些牛奶和菜肴。

早餐（6.2单位）

菜名与原料	用量（克）
米饭	190
蔓菁酱汤	
蔓菁	20
蔓菁叶	10
高汤（$\frac{3}{4}$ 杯）	150
酱（2小汤匙）	12

菜名与原料		用量（克）
豆腐鸡蛋汤		
豆腐		100
嫩豆荚		40
葱		20
鸡蛋（1小个）		40
调料	高汤	50
	酱油	5
	甜料酒	5
拌萝卜泥		
萝卜		60
干小沙丁鱼		5
三叶菜		5
调料	调料醋（1小汤匙）	5
	盐	0.5
	高汤（1小汤匙）	5

蔓菁酱汤

原料见上表

（ **制作方法** ）

1　蔓菁留下一些叶子，切成8瓣，剥去皮，蔓菁茎切成1厘米长的段。

2　先将蔓菁茎投入高汤，后将叶子投入，煮熟，然后加入酱，搅匀即成。

豆腐鸡蛋汤

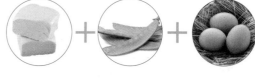

原料见上表

制作方法

1 豆腐切成片，嫩豆荚斜刀切成两段；葱斜刀切成段。

2 将锅里的高汤烧热，放入葱，烧开后投入豆腐和嫩豆荚，再煮开后，将蛋液淋入锅内，即成。

拌萝卜泥

原料见上表

制作方法

1 萝卜擦成萝卜泥，轻轻挤去水分；干小沙丁鱼用开水浇一下，然后置冰箱冷藏室冷却。

2 三叶菜焯水后切成1厘米长的段。

3 将调料搅拌均匀，调拌（1）和（2）即成。

科学降糖膳食之胡萝卜

胡萝卜富含膳食纤维，有利于延缓肠道葡萄糖的吸收，减少血糖上升的幅度，并能调节血糖水平、改善糖耐量。胡萝卜还可以增加胰岛素的敏感性，通过胰岛素之间的合作达到互助的降糖效果，减少对胰岛素的需求。胡萝卜能提供丰富的维生素A，具有促进机体正常生长与繁殖、维持上皮组织、防止呼吸道感染及保护视力正常等作用，对糖尿病并发肺结核和眼部疾病有较好的防治效果。

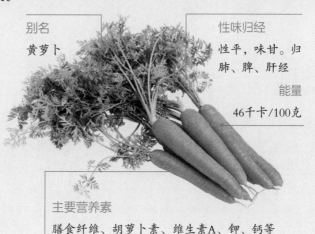

性平

健脾消食，补肝明目

胡萝卜

别名
黄萝卜

性味归经
性平，味甘。归肺、脾、肝经

能量
46千卡/100克

主要营养素
膳食纤维、胡萝卜素、维生素A、钾、钙等

午餐（8.9单位）

菜名与原料	用量（克）
三明治	
面包（4片）	90
黄油（2小汤匙）	8
鸡蛋（$\frac{1}{2}$大鸡蛋）	30
西红柿	30
生菜	5
金枪鱼（罐头）	45
黄瓜	20
奶酪	20
小红萝卜	10
南瓜色拉	
南瓜	70
黄瓜	20
芹菜	10
调料 色拉油（1小汤匙）	4
醋（1小汤匙）	5
盐	0.5
胡椒	少许
生菜	10
牛奶（1杯）	200
橙子	100

三明治

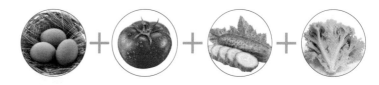

原料见上表

制作方法

1 鸡蛋煮熟（要煮得稍硬一些），剥去壳，切成片；西红柿去籽切片；黄瓜斜刀切成片。

2 面包片涂上黄油，两片为一组，一组之中夹上鸡蛋、西红柿、生菜，另一组夹上黄瓜、金枪鱼、奶酪片，把材料放匀，两组摞在一起，切去面包四周的边，然后切成适当大小的块，装盘，配上一个小红萝卜。

南瓜色拉

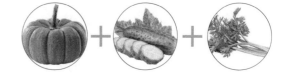

原料见上表

制作方法

1 南瓜切成适当大小的块，放入开水中煮熟，趁热撒上些调料汁。

2 黄瓜切成薄片，撒少许盐腌一下，腌软后挤掉水分。

3 芹菜切成片，用剩下的调料汁和（1）、（2）调拌在一起，盘底铺上生菜叶，将（3）码在上面。

科学降糖膳食之白萝卜

现代医学研究表明，白萝卜中含有香豆酸等活性成分，具有降血糖的作用。白萝卜中含有的钙有助于改善糖尿病患者的骨质疏松症。不仅如此，吃白萝卜还可抑制糖尿病肾病的发展。白萝卜有降低血液胆固醇，预防高血压病、冠心病的作用，它对于中老年2型糖尿病患者十分有益。

散气补中，生津止渴

性凉

白萝卜

别名
菜菔、萝服

性味归经
性凉，味辛、甘。归脾、胃、肺经

主要营养素
膳食纤维、维生素C、钾、钙等

能量
23千卡/100克

晚餐（8.1单位）

菜名与原料	用量（克）
米饭	180
吉野汤	
萝卜	20
牛蒡	15
胡萝卜	10
油炸豆腐	5
细三叶菜	10
高汤（$\frac{3}{4}$杯）	150
调料 酱油（$\frac{1}{6}$小汤匙）	1
盐（$\frac{1}{6}$小汤匙）	0.8
淀粉（$\frac{1}{3}$小汤匙）	1
炸鸡肉	
鸡胸肉（不带皮）	60
调料 酱油（1小汤匙）	6
甜料酒（$\frac{1}{2}$小汤匙）	3
淀粉（1小汤匙）	3
炸油（1小汤匙）	6
洋白菜、小西红柿	各30
炖马铃薯	
马铃薯	100
胡萝卜	20
绿豌豆	10

续表

菜名与原料		用量（克）
调料	高汤（$\frac{1}{2}$杯）	100
	糖（1小汤匙）	3
	酱油（1小汤匙多一些）	7
芝麻拌小油菜		
小油菜		60
调料	研碎的芝麻（$\frac{2}{3}$小汤匙）	2
	糖（$\frac{1}{3}$小汤匙）	1
	酱油（$\frac{2}{3}$小汤匙）	4
白兰瓜		120

吉野汤

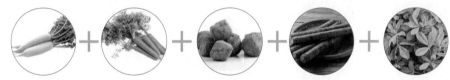

原料见上表

(**制作方法**)

将萝卜、胡萝卜、油炸豆腐切成长方形的块，牛蒡削成竹叶形的薄片，用高汤熬，熬熟后加入三叶菜和调料，水淀粉勾芡。

炸鸡肉

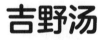

原料见上表

(**制作方法**)

鸡肉切成大块，用调料预先调味，抹上淀粉，放入油锅中炸熟，捞起装盘，配上洋白菜丝和小西红柿。

炖马铃薯

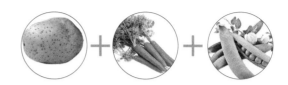

原料见上表

制作方法

将马铃薯、胡萝卜切成适当大小的块，加高汤炖熟，后加入调料，再撒上绿豌豆。

芝麻拌小油菜

原料见上表

制作方法

小油菜焯水沥干后用调料调拌好即成。

科学降糖膳食之黑芝麻

黑芝麻含有丰富的维生素E。维生素E有清除生物膜内产生的氧自由基的作用，阻止生物膜被氧化。大剂量口服维生素E，可保护胰岛细胞，并且可缓解糖尿病合并的神经系统症状。药理研究证明，黑芝麻可增加肝脏及肌肉中的糖原含量，有降低血糖作用，常食对糖尿病患者有益。

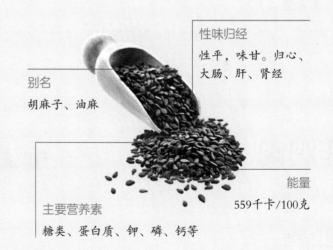

性平

润肠通便，补肺益气

黑芝麻

别名

胡麻子、油麻

性味归经

性平，味甘。归心、大肠、肝、肾经

能量

559千卡/100克

主要营养素

糖类、蛋白质、钾、磷、钙等

5. 不同类型食谱交换表单位分配标准

食品交换表分类	一	二	三	四	五	六	附录1	合计（单位）	总热卡（千卡）
基础饮食	6	1	4	1.4	1	1	0.6	15	1200
A	8~13	1	5	1.4	1	1	0.6	18~23	1440~1840
B	6~11	1	6	1.4	2	1	0.6	18~23	1440~1840
C	7.6~13.6	2	7	2.8	2	1	0.6	23~29	1840~2320
糖尿病肾病	9	1	3	—	4	1	2	20	1600
800千卡饮食	3	1	4	1	—	1	—	10	800

　　基础饮食和800千卡饮食食谱交换表单位分配标准适合于超重或须减肥的糖尿病患者。A类适用于需要限制脂肪的糖尿病患者。B类适合于脂肪和蛋白质不需太严格控制的糖尿病患者，C类适用于需要大量能量，而三大营养素又没有哪一种营养素需要特别限制的患者。糖尿病性肾病类只适用于需要特别限制蛋白质的糖尿病性肾病患者。

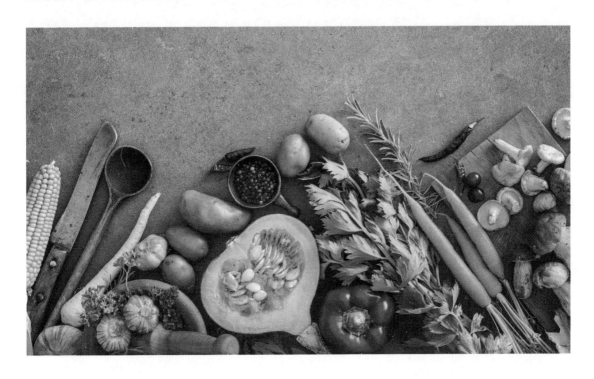

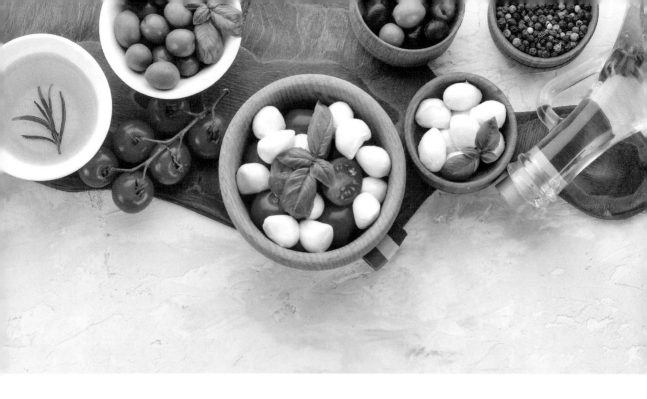

6. 食品交换份法应用实例

前面已经谈过，糖尿病患者每日所需要的能量及各种营养的比例，就是根据总能量而确定的。因规定1个食品交换单位产能量80千卡，那么不同能量所需要的食量及各类食品的分配（见"不同类型食谱交换表单位分配标准"），就可以通过食品交换表查到。

例如：一个低身体活动水平者（包括脑力劳动者和操持家务者），女，36岁，身高1.67米，体重65千克。

标准体重＝身高（厘米）－105－2＝167－105－2＝60，即标准体重60千克。

每日所需能量为60×30千卡＝1800千卡（脑力劳动者或低身体活动水平者每日每千克体重所需能量为30千卡）。

食品交换单位为22.5（1800千卡÷80千卡=22.5）。病人血脂较高，食品交换表可采用A类分配标准。即食品交换表一（谷薯类）12.5单位，食品交换表二（水果类）1单位，食品交换表三（鱼、肉、贝、蛋、大豆类）5单位，食品交换表四（牛奶）1.4单位，食品交换表五（油脂类）1单位，食品交换表六（蔬菜类）1单位，附录1 10.6单位。

确定了每日的进食量及各类食品单位分配后，就可以通过食品交换表，在同一类食品中任意选择自己喜爱的或对糖尿病患者健康有益的食品。

如：谷薯类（主食）需12.5交换单位。那么可在食品交换表一中选择4单位面粉（100克），4单位大米（100克），2单位玉米面（50克），1.5单位绿豆（37.5克），1单位红豆（25克）。

副食需5单位，可在食品交换表三中选择1单位鸡蛋（1个），1单位豆腐（100克），1单位大黄鱼（90克），1单位带鱼（50克），1单位瘦猪肉（50克）。食品交换表四牛奶1.4单位（约200毫升）。

水果类1单位，可在食品交换表二中任选梨、苹果等200克。

油脂类1单位，即食品交换表五中任选1种植物油1汤勺。

蔬菜1单位，可在食品交换表六中选择大白菜300克，或芥菜300克等。

　　每日根据实际情况，不断交换食品，使三餐丰富多彩。当然每日的食品还要经过良好的烹调，做成色、香、味俱全的可口菜肴，合理地分配于三餐中。

科学降糖膳食之红豆

红豆含热量偏低，膳食纤维较高，且富含维生素E及钾、镁、磷、锌、硒等活性成分，是典型的高钾食物，具有降血糖、降血压、降血脂的作用。红豆是糖尿病患者理想的降糖食物，经常适量食用红豆及其制品，不仅可降低血糖，而且对糖尿病的常见并发症高脂血症、高血压亦有防治作用。

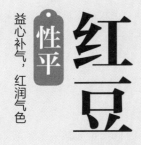

益心补气，红润气色

性平

红豆

别名

赤小豆、红小豆

性味归经

性平，味甘。归心、小肠经

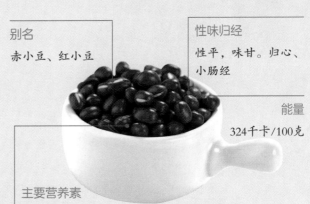

能量

324千卡/100克

主要营养素

蛋白质、维生素E、B族维生素、膳食纤维、糖类、钾、镁、钙、锰、铁、磷、皂苷等

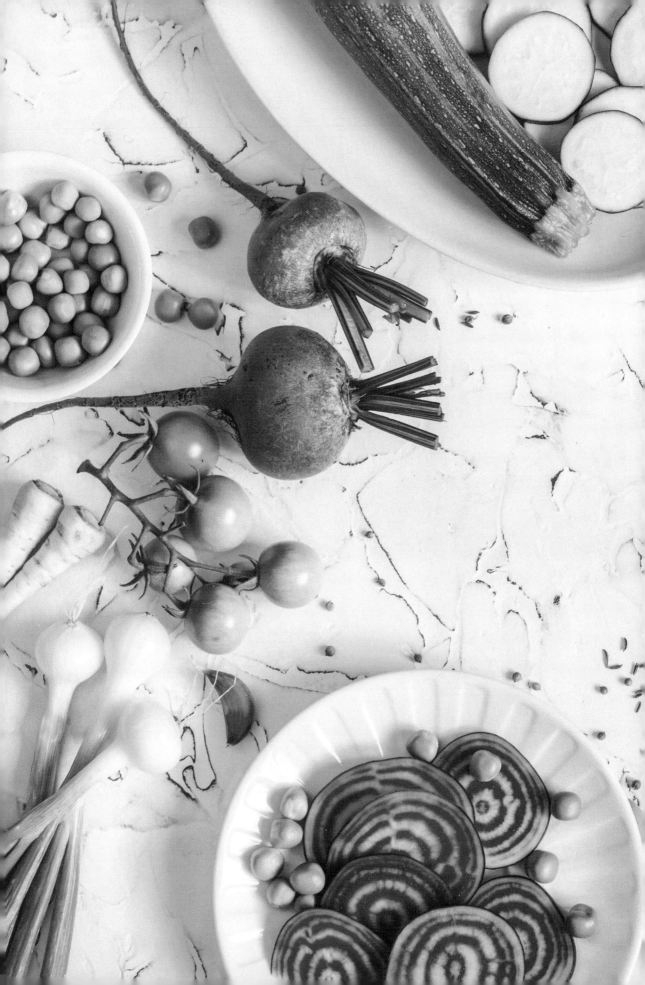

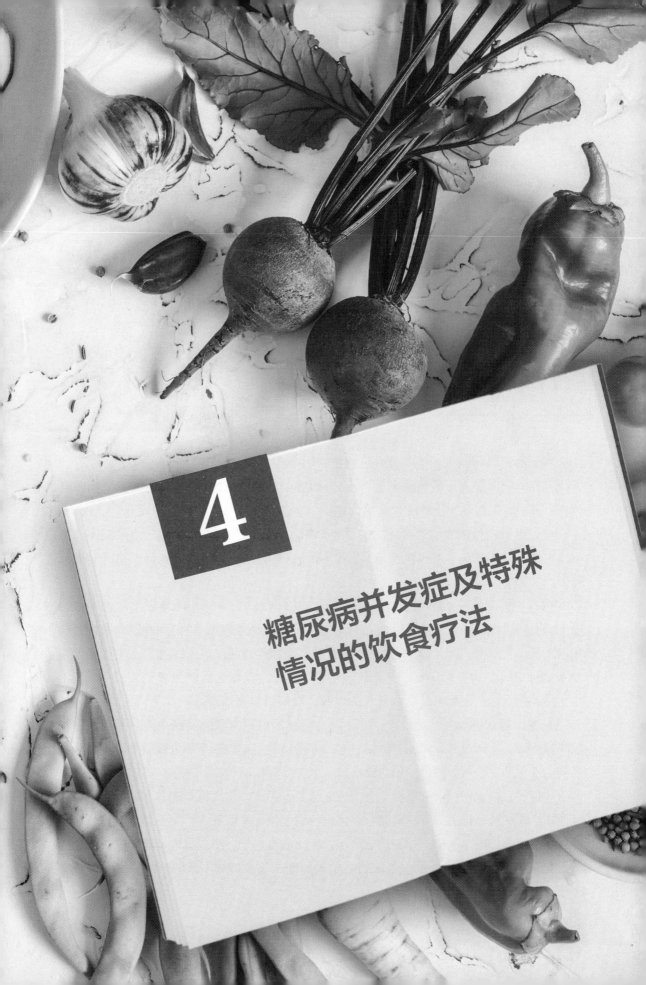

4

糖尿病并发症及特殊
情况的饮食疗法

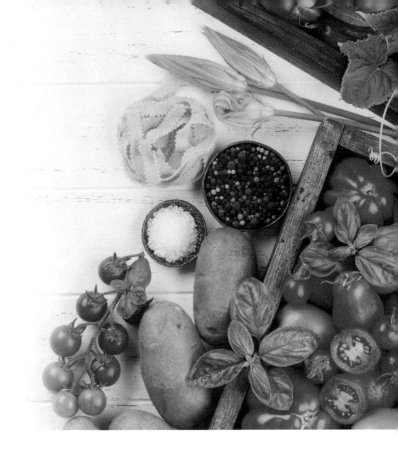

糖尿病肾病的饮食疗法

糖尿病肾病是糖尿病的重要并发症之一，病变可累及肾血管、肾小球、肾小管和间质。常见的肾脏损害包括糖尿病性肾小球硬化症、小动脉性肾硬化、肾盂肾炎和肾乳头坏死。其中糖尿病性肾小球硬化症最为多见，也是糖尿病特有的肾脏并发症。

糖尿病肾病是糖尿病患者死亡的重要原因。糖尿病肾病发病隐匿，进展缓慢，可以持续多年，其中30%～40%的患者发展为临床糖尿病肾病。从发病到终末期肾衰竭可能经历25～30年。

据有关资料统计，糖尿病有蛋白尿者占4.9%～10%。病史在2年以上的患者，临床虽无肾脏病表现，而肾小球基底膜已有增厚。病程在10年以内者有3%并发糖尿病肾病；10～20年者为50%；20年以上者几乎100%患有糖尿病肾病。有人统计，在中年患者中，糖尿病肾病的发病率为20%；老年患者可达65.5%。糖尿病肾病患者的病程平均为16.9年。糖尿病肾病的发病率随病程延长而增高，随病情控制而降低。

糖尿病肾病主要症状是蛋白尿、浮肿、高血压。蛋白尿的发现是诊断的开端。在糖尿病诊疗时，随同血糖、尿糖、酮体一起，尿蛋白的定期检查是不可缺少的。糖尿病肾病最初的变化是发生在起滤过作用的肾小球。蛋白质随尿液排出。如果病情进一步发展，就会出现浮肿、高血压、食欲不振、全身疲乏无力，再进一步则可引起营养障碍和贫血，接着原本必须从肾脏排出的废物则储留在体内，引起尿毒症而死亡。肾脏如果发生障碍，也容易引起细菌感染。这样，肾脏功能恶化，糖尿病也恶化，形成恶性循环。

糖尿病肾病的预防，最重要的是早期发现糖尿病和持续不断的治疗。这样才能够防患于未然，并阻止其发展。

1. 糖尿病肾病的治疗原则

1

控制血糖：糖尿病肾病本身无特殊治疗，有效地控制血糖能使尿蛋白的排出率减少，部分患者的尿蛋白可转为阴性。

糖尿病肾病早期可以用口服降糖药物治疗。多数口服降糖药由肾脏排泄。肾功能不全时，双胍类药物可致乳酸在体内堆积，引起致死性乳酸中毒，不宜使用；优降糖在体内半衰期长，可以引起严重低血糖，应避免使用。晚期糖尿病肾病患者容易发生高渗性昏迷和酮症酸中毒昏迷，因此使用口服降糖药时要谨慎，最好不用。

糖尿病肾病晚期及病情进展时，可以使用小剂量胰岛素注射治疗。肾功能不全时，肾脏对胰岛素的灭活能力降低，胰岛素需要量减少，因此，要注意随时调整胰岛素剂量，防止发生低血糖。糖尿病肾病进展的病例，其胰岛素注射量慢慢减少，从表面上看是病情减轻的现象，而实际上糖尿病肾病反而加重，此时必须注意，即使注射极少量的胰岛素也会引起低血糖。

2

控制蛋白质的摄入，纠正低蛋白血症：低蛋白饮食能减轻蛋白尿，改善糖尿病患者肾功能和肾脏病理改变。对有低蛋白血症和水肿的患者，应限制钠盐摄入。在患者肾功能许可时，酌情增加蛋白质饮食，必要时予以输血或血浆以纠正低蛋白血症；但在肾功能不全或氮质血症时，应控制蛋白质的摄入。

3

控制高血压：糖尿病肾病常合并高血压，有效地控制高血压可减轻蛋白尿，延缓肾功能的恶化和视力减退。降压药物特别要选用能减少蛋白尿，保护肾功能的血管紧张素转换酶抑制剂（ACEI），如洛汀新（盐酸贝那普利）、科素亚（氯沙坦钾片）等。

4

透析治疗：糖尿病肾病晚期肾功能不全时可以进行腹膜透析或血液透析。

5

对症治疗：视病情变化或病情需要，予以对症治疗，如利尿、止呕、解痉等。

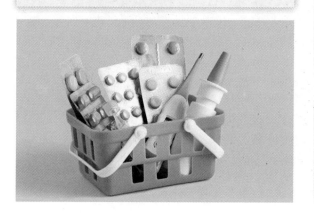

2. 糖尿病肾病饮食疗法的基本要求

糖尿病肾病主要症状是蛋白尿、浮肿和高血压，因此其饮食治疗应遵循以下几个要求。

1   **补给恰当的能量：**为防止糖尿病肾病的进展，在肾病初期必须进行能量控制，蛋白质一日的摄入量为50～60克，余下能量由脂肪和糖来补充。

2   **限制蛋白质：**糖尿病肾病患者应限制蛋白质饮食，应以谷薯类和蔬菜类为主食，尽量避免食用蛋白质含量高的食品，如鱼贝类、肉禽类、乳蛋类、大豆及其制品。

3   **限制食盐：**当肾病进展出现浮肿时，食盐和水分都要限制。食盐限制应根据病情，从无盐饮食到一日6～10克，但多数是限制在6～8克。肾功能不全时，蛋白质强化限制在一日20～30克，食盐一日3～5克，能量稍多，一天是1800千卡。

与此相反，在肾病变时蛋白质的量要增加，每日70～80克，根据情况可以增加到每日80～100克。这样相当于每千克体重1.5～2克。

糖尿病肾病患者平时要避免饮用含盐分多的食品和面食等，可用含盐分少的调味品。若嫌饭菜太淡，无口味，可用酸、辣调味品和芳香食品加重味道，增加食欲。

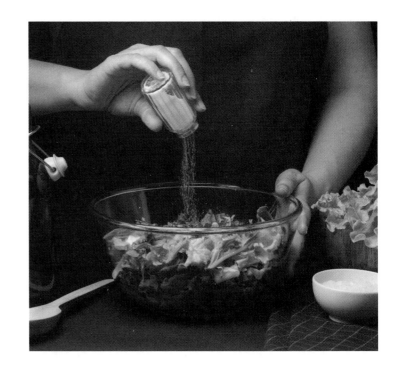

3. 糖尿病肾病的饮食结构

能量1600千卡，蛋白质50～60克，食盐6～8克。

糖尿病肾病的饮食结构

食品交换表	单位	食品	重量（克）	标准	蛋白质（克）	脂肪（克）	糖（克）
表一	11	米饭	605	小碗5碗半	22	—	198
表二	1.5	水果	300	柑橘中等大的4.5个	—	—	30
表三	2.5 { 1	鱼贝类	90	大黄鱼中等大的1尾	22.5	12.5	—
	0.5	肉类	30	牛肉薄片半块			
	0.5	蛋	25	鸡蛋半个			
	0.5	豆腐	50	$\frac{1}{6}$块			
表四	1.4	牛奶	200	1袋	6	7	8
表五	2	油脂类	20	2小匙	—	18	—
表六	1	蔬菜 蘑菇 海藻	300		5	1	13
附录1	0.2	豆酱汁用豆酱	8	小匙（强）	1	0.5	1.6
	0.4	调味用砂糖	8	大匙（弱）	—	—	8
合计	20				56.5	39.0	258.6

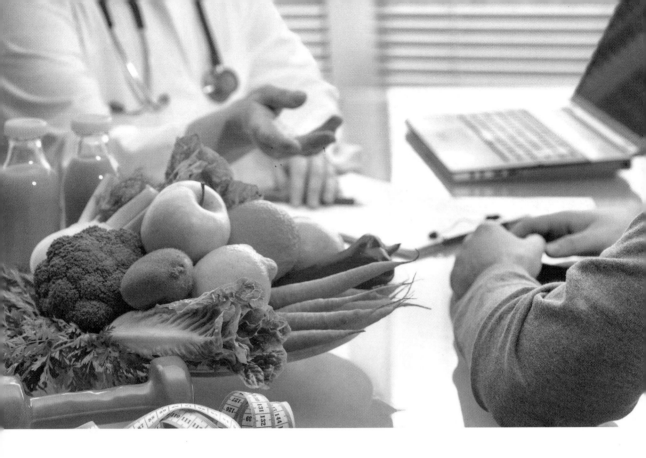

糖尿病合并高血压的饮食疗法

1. 糖尿病合并高血压饮食疗法的基本要求

糖尿病，特别是2型糖尿病多合并高血压，其发生率高达40％，在2型糖尿病，肥胖多，这也是其原因之一（高血压的指标可参阅下表）。

WHO-ISH高血压治疗指南
血压水平的定义和分类

类别	收缩压（mmHg）	舒张压（mmHg）
理想血压	＜120	＜80
正常血压	＜130	＜85
正常高限	130 ~ 139	85 ~ 89

类别	收缩压（mmHg）	舒张压（mmHg）
1级高血压（轻度）	140 ~ 159	90 ~ 99
亚组：临界高血压	140 ~ 149	90 ~ 94
2级高血压（中度）	160 ~ 179	100 ~ 109
3级高血压（重度）	≥180	≥110
单纯收缩期高血压	≥140	<90
亚组：临床高血压	140 ~ 149	<90

TipS:

当一个受检者的收缩压和舒张压处在不同类别时，取较高的一个类别。

相对而言，1型糖尿病合并高血压，与肾损害的程度密切相关。因为高血压的存在容易促进动脉硬化，所以平素血压测定要常规进行，争取早期发现，早期治疗。

糖尿病并发高血压饮食治疗的基本要求如下。

1 恰当的能量补给。

2 各种营养素恰当的补给。

3 食盐限制。

很多高血压与肥胖密切相关。众所周知，在肥胖后发现的高血压，减轻体重能够提高高血压的治疗效果。为此，以能量限制为中心，取得营养平衡的糖尿病饮食治疗的想法，能够原封不动地适用于糖尿病合并高血压的患者。同时再加以食盐限制，这就是糖尿病合并高血压时的饮食治疗。

一般来说，糖尿病饮食的食盐量是每日8 ~ 15克。在合并高血压时，食盐应限制在6 ~ 8克。有关减少食盐饮食的要点，请参照糖尿病肾病的有关内容。

2. 糖尿病合并高血压的饮食方案制订方法

糖尿病合并高血压1600千卡（20单位）的饮食方案制订方法见下图。

1日要摄取20单位，1600千卡				
蛋白质72克，脂肪39克，糖245克，盐6~8克				
食品交换表				
类别	表	食品群		单位
主要是糖来源	表一	谷类 薯类 糖多的一部分蔬菜和豆类		11
	表二	水果类		1
主要是蛋白质来源	表三	鱼贝类 肉类 蛋 大豆及其制品		4
	表四	乳类		1.4
主要是脂肪来源	表五	油脂类		1
主要是维生素、矿物质来源	表六	绿色蔬菜 其他蔬菜 海藻、蘑菇类		1
	附录1	调味品		0.6

食品选择举例			使用食品的分配		
食品	使用量（克）	标准量	早餐	午餐	晚餐
米饭	355	中碗3碗	190		165
面包	120	6块切的2块		120	
马铃薯	50	半个		50	
柑橘	200	2个			200
大头鱼	100	大块的一块			100
猪腿肉	60		50	60	
蛋	50	一个			
豆腐	100	$\frac{1}{3}$块			100
牛奶	200	1袋		200	
色拉油	8	2小匙	5	3	
芝麻	3				3
绿色蔬菜	100		40		60
其他蔬菜	200		40	90	70
裙带菜	1		1		
豆酱	12	2小匙			
砂糖	6	2小匙	4		2

糖尿病合并肝脏疾病的饮食疗法

1. 糖尿病合并肝脏疾病饮食疗法的基本要求

　　糖尿病合并肝脏疾病，特别是脂肪肝的发生率很高。这多半是肥胖者和大量饮酒者的特征，特别在2型糖尿病中发病率高。肝炎和肝硬化也是糖尿病容易并发的肝脏疾病。但是，糖尿病同这些肝脏疾病之间，是否有因果关系，至今还不明确。

　　糖尿病合并肝脏疾病饮食治疗的基本要求如下。

> **1** 恰当的能量补给。
>
> **2** 各种营养素恰当的补给。
>
> **3** 根据病情给予高蛋白饮食。

　　脂肪肝在肥胖者中居多，从这个事实来看，不要过多摄取能量。有观点认为，通过能量限制减轻体重，能够提前恢复肝脏功能。糖尿病合并肝脏疾病时，应始终以糖尿病的饮食疗法为基本原则，此外再根据病情，每日给予80~100克的高蛋白质饮食。

　　另须注意，有腹水时要限制食盐，有黄疸时要进行脂肪限制。有肝性昏迷征兆时，要限制蛋白质。

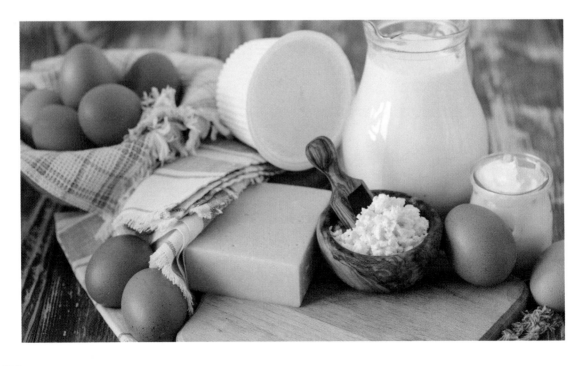

2. 糖尿病合并肝脏疾病高蛋白饮食方案制订的要点

1 选择富含蛋白质的食品（鱼肉类等）做为主菜。

2 积极利用含蛋白质的食品为副菜。

3 使用含蛋白质的食品做汤汁。

4 尽量想办法使用含蛋白质的食品做主食。

在蛋白质量增加时，首先调节主菜。选择炸肉饼、蛋豆腐等做主菜，避免肉和蛋使用量少的菜肴。如果再加上副菜炒豆腐等，就能简单地增加蛋白质的量。

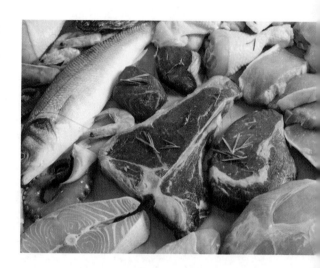

无论主菜还是副菜，在蛋白质不能增量时，就得在汤汁中加入蛋、豆腐、肉等，这些汤汁有鸡蛋汤、豆腐香菇汤、猪肉汤、肉菜大酱汤等。还有，在米与菜、鱼、肉煮在一起的饭中使用鸡肉，在炒饭和黄油炒肉虾米饭中加入蛋和肉也是好方法。

科学降糖膳食之香菇

香菇具有高蛋白、低脂肪、多糖、多种氨基酸和多种维生素，它的提取物对于人体内部的过氧化氢起到一定的清除作用，还对糖尿病、肺结核、传染性肝炎、神经炎等有辅助治疗作用，又可用于消化不良、便秘等。

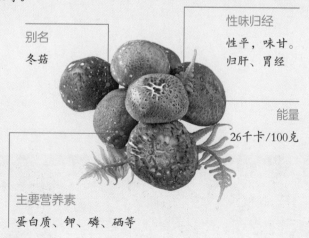

化痰理气，益胃和中

性平

香菇

别名

冬菇

性味归经

性平，味甘。
归肝、胃经

能量

26千卡/100克

主要营养素

蛋白质、钾、磷、硒等

3. 糖尿病合并肝脏疾病的饮食结构

能量1840千卡，蛋白质80~100克。

糖尿病合并肝脏疾病的饮食结构

食品交换表	单位	食品	重量（克）	标准	蛋白质（克）	脂肪（克）	糖（克）
表一	11	米饭	605	小碗 5碗半	22	—	198
表二	1	水果	200	柑橘中等大的3个	—	—	20
表三	6 ⎰2 2 1 1	鱼贝类	80	大马哈鱼1片	54	30	—
		肉类	120	牛肉薄片2块			
		蛋	50	鸡蛋1个			
		豆腐		$\frac{1}{3}$块			
表四	1.4	牛奶	200	1袋	6	7	8
表五	2	油脂类	20	5小匙	—	18	—
表六	1	蔬菜 蘑菇 海藻	300		5	1	13
附录1	0.3	豆酱汁用豆酱	12	2小匙	3	2	—
	0.3	调味用砂糖	6	1大匙（少）	—	—	6
合计	23				90	58	245

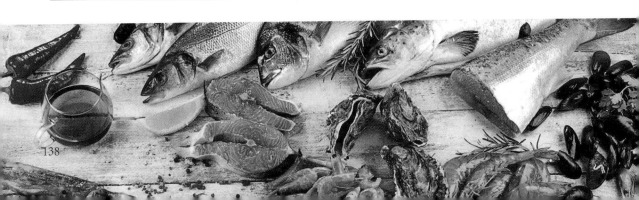

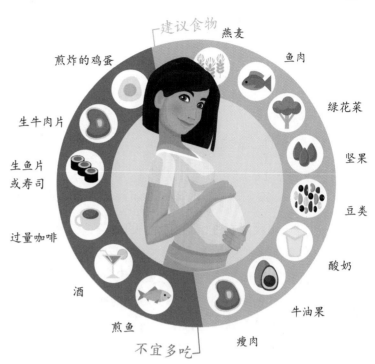

建议食物　燕麦

煎炸的鸡蛋

鱼肉

绿花菜

生牛肉片

坚果

生鱼片或寿司

豆类

过量咖啡

酸奶

酒

牛油果

煎鱼

瘦肉

不宜多吃

糖尿病孕妇的饮食疗法

1. 糖尿病孕妇的管理目标

　　成功地指导糖尿病妇女的妊娠、分娩的关键在于怎样圆满地维持血糖的控制。为此，治疗的原则是从妊娠开始就要用胰岛素注射疗法代替口服降糖药物治疗。此外，也有从希望妊娠的时候就开始使用胰岛素注射疗法的病例。平时，在家里应经常自我检测血糖。糖尿病孕妇应达到以下管理目标。

1　平均血糖值在5.55毫摩尔/升（100毫克/分升）以下。

2　到分娩为止体重增加量控制在6~8千克。

3　分娩在37~39周时，要仔细观察其过程。

　　妊娠中体重增加的指标是，在胎儿方面，新生儿重量为3200克，胎盘500克，羊水300克；而母体的体重增加（至分娩止）应控制在6~8千克。相对而言，糖尿病患者妊娠时，如果允许与健康妊娠者同样的体重增加，那么巨大胎儿和羊水过多的发生率就会增高。

　　到分娩为止的妊娠期与健康妊娠的40周相比，糖尿病孕妇的妊娠期，一般认为是37~39周。糖尿病孕妇与健康人比较，胎盘功能早期下降，因此，从妊娠37周起要观察其过程，当发现胎盘功能低下时就要争取提前分娩。

2. 糖尿病孕妇饮食疗法的基本要求

> 1 妊娠前半期，1日增加100千卡。
>
> 2 妊娠后半期，1日增加300千卡。
>
> 3 哺乳期，1日增加700~800千卡。
>
> 4 蛋白质，1日1.5~2.0克/千克体重。

由于妊娠代谢亢进，随着胎儿的成长，其程度越发提高。哺乳妇女摄取营养的大半都在乳汁中，各种营养素大量被消耗。为此，孕、产、哺乳期妇女，为了满足体内的需求，必须充分补充营养。孕妇患糖尿病时也是一样。

然而，对糖尿病患者来说，血糖的控制是重要的。因此，饮食治疗也要坚持到底，基本按非妊娠时的标准进行。不同的是能量、蛋白质、维生素、矿物质稍微多些而已。所补充的蛋白质中，动物性蛋白质应占1/2以上。还有，在维生素、矿物质当中，由于钙和铁容易不足，所以要充分摄取。

3. 糖尿病孕妇饮食疗法的实例

女，29岁，主妇，妊娠8个月，身高155厘米，体重59千克（标准体重48千克）。

指示能量=标准体重×30（千卡）+200（千卡）=48×30（千卡）+200（千卡）=1640（千卡）

蛋白质（克）=标准体重（千克）×1.5克=48×1.5克=72克

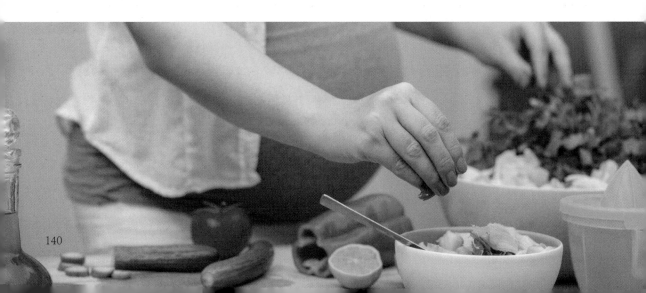

根据食品交换份法，该孕妇一天需总能量（指示能量）1640千卡，相当于20.3单位（80千卡为1个食品交换单位）。按食品交换表，该孕妇一天的食物（包括碳水化合物、脂肪、蛋白质及维生素矿物质等）分配如下表。

糖尿病孕妇的饮食结构

食品交换表	单位	食品	重量（克）	标准	蛋白质（克）	脂肪（克）	糖（克）
表一	10	米饭	550	5小碗	20	—	180
表二	1	水果	200	柑橘中等大的4个半	—	—	30
表三	4 { 1 1 1 1	鱼贝类	60	大黄鱼（中等大）1尾	36	20	—
		肉类	60	牛肉薄片1块			
		蛋	50	鸡蛋1个			
		豆腐	100	$\frac{1}{3}$块			
表四	2.4	牛奶	200	1袋	6	7	8
		酸奶酪	100	全脂酸奶酪	3	3	5
表五	2	油脂类	20	$2\frac{1}{4}$小匙	—	9	—
表六	1	蔬菜	300		5	1	13
		蘑菇					
		海藻					
附录1	0.3	豆酱汁用豆酱	12	2小匙	3	2	—
	0.3	调味用砂糖	6	1大匙（弱）	—	—	6
合计	20.5				73	42	242

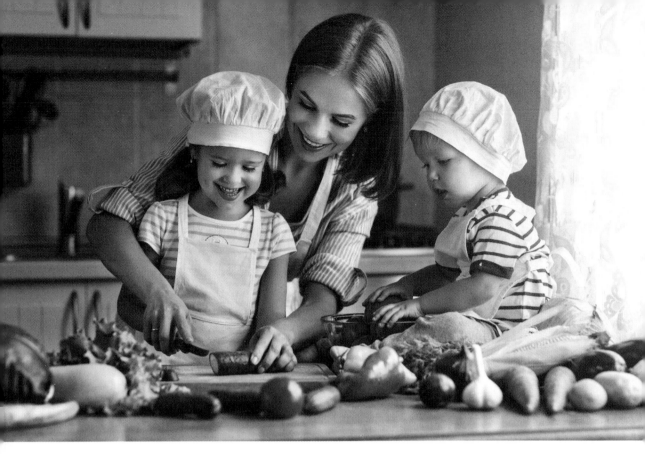

小儿糖尿病的饮食疗法

1. 小儿糖尿病的治疗原则

为使小儿糖尿病患者能正常地生长和发育。对小儿糖尿病患者（即1型糖尿病患儿），不像对成人糖尿病患者那样进行严格的能量限制，而是给予充分的饮食。并且，各种营养素代谢所必需的胰岛素，通过注射胰岛素来补充，这就是治疗的根本。同时也要积极进行运动。

最近也在小儿中发现，伴有肥胖的2型糖尿病。这时的治疗方针同前面的情况有所不同，即饮食治疗按照基本要求，同时还得纠正肥胖。这样就能使患儿同健康孩子一样成长。

总之，小儿糖尿病的治疗方针，可归纳为以下3点。

---

1 为保证小儿正常发育，必须充分摄取必要的饮食。

2 必须进行充分的运动。

3 进行胰岛素注射 来控制血糖。

---

2. 小儿糖尿病饮食疗法的基本要求

小儿处于生长发育阶段，其新陈代谢十分活跃，因此，小儿糖尿病的饮食治疗必须充分考虑到小儿的生理特点，应按照以下的基本要求进行。

1 最低能量每日1000千卡，年龄每长1岁增加100千卡。

2 进行激烈运动时，必须补充相当于运动量的能量。

3 要充分给予富含必需氨基酸的动物性蛋白，还要注意补给维生素、矿物质等各种营养素。各种营养素在能量中所占的比例分别为：糖50%，蛋白质20%，脂肪30%。

3. 小儿糖尿病补充食品的要点

小儿糖尿病发病急剧，治疗中注射胰岛素是不可缺少的。众所周知，患儿摄取的营养素同胰岛素的治疗效果难以取得均衡，容易引起低血糖。为使小儿糖尿病患者取得满意的治疗效果，必须努力在注射胰岛素的效果和饮食的摄取方法上下工夫。

1 补充食品每日3次，即午前10时、午后3时、就寝前。

2 每次补充食品的量为1~2单位。

3 补充的食品以蛋白质为主。

科学降糖膳食之山楂

研究发现，山楂叶总黄酮对四氧嘧啶引起的糖尿病小鼠有明显的治疗作用，能明显降低糖尿病小鼠血糖水平，改善糖尿病小鼠血清脂质异常，可减少由糖尿病引起的动物肝脏中脂质的积累。山楂能显著降低血清胆固醇及三酰甘油，有效防治动脉粥样硬化；山楂还能起到强心和预防心绞痛的作用。因此，山楂对于防治糖尿病并发心脑血管疾病具有很好的作用。

消食化积，活血化瘀

微温

山楂

别名
红果、山里红

主要营养素
糖类、蛋白质、脂肪、维生素C、胡萝卜素、淀粉、苹果酸、枸橼酸、钙和铁等

性味归经
酸、甘，微温。归脾、胃、肝经。

能量
102千卡/100克

4. 小儿糖尿病饮食疗法的实例

男，13岁，中学生，身高158厘米，体重48千克，标准体重53千克。

指示能量＝1000千卡＋（年龄）×100千卡

＝（1000＋13×100）千卡

＝2300千卡

蛋白质（克）＝标准体重（千克）×2克＝52×2克＝104克

依照食品交换份法（详见第3部分P66），本患儿一天总能量2300千卡相当于29单位（80千卡等于1个食品交换单位），每天的食品构成可参阅下表。

小儿糖尿病的饮食结构

食品交换表	单位	食品	重量（克）	标准	蛋白质（克）	脂肪（克）	糖（克）
表一	14	米饭	770	7小碗	28	—	252
表二	2	水果	400	柑橘中等大的6个	—	—	80
表三	6.5 { 1.5	鱼贝类	90	大黄鱼中等大的1尾	58	30	—
	2	肉类	120	牛肉薄片2块			
	1	蛋	50	鸡蛋1个			
	2	豆腐	200	$\frac{2}{3}$块			
表四	2.8	牛奶	400	2袋	12	14	16
表五	2	油脂类	20	5小匙	—	18	—
表六	1.5	蔬菜 蘑菇 海藻	450		8	2	20
附录1	0.3	调味用砂糖	6	1大匙（弱）	—	—	6
合计	29.1				106	64	374

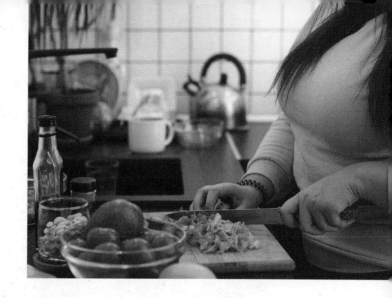

肥胖型糖尿病的饮食疗法

控制体重、减轻体重是治疗肥胖型糖尿病的一项重要措施。肥胖型糖尿病患者在病情稳定的情况下，应严格限制每日的能量供应。一般规定每日能量摄入在1000~1200千卡。刚开始男性每日热量1200千卡，女性1000千卡，随着体重减轻的效果出现，每日热量在800~1000千卡范围内加以变更。在保证机体蛋白质及各种营养素基本需求的基础上，使热量摄入与消耗之间产生负平衡，促使体重逐渐下降，最终达到或接近标准体重。

食品的选择要以蛋白质食品作为饮食治疗的主体，瘦肉、牛肉、羊肉、鸡肉、植物蛋白等含脂肪少、营养价值高的食品当是首选。蔬菜和水果是低能量菜单中第二重要的食品，它们可以增加维生素、矿物质以及食物的体积，可根据情况加以选择。

全日总能量约1200千卡。如感到饥饿，食用高纤维蔬菜可减少能量摄入并产生饱胀感，有利于坚持减肥膳食。

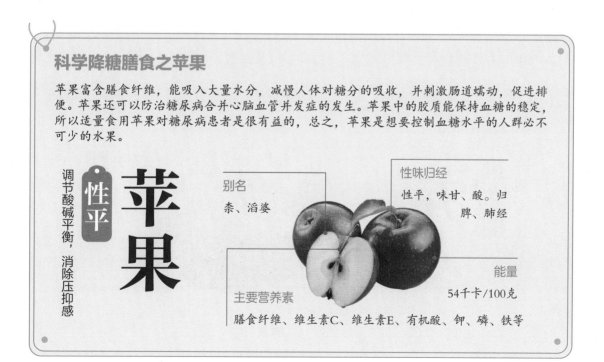

科学降糖膳食之苹果

苹果富含膳食纤维，能吸入大量水分，减慢人体对糖分的吸收，并刺激肠道蠕动，促进排便。苹果还可以防治糖尿病合并心脑血管并发症的发生。苹果中的胶质能保持血糖的稳定，所以适量食用苹果对糖尿病患者是很有益的，总之，苹果是想要控制血糖水平的人群必不可少的水果。

苹果 性平

调节酸碱平衡，消除压抑感

别名
柰、滔婆

性味归经
性平，味甘、酸。归脾、肺经

主要营养素
膳食纤维、维生素C、维生素E、有机酸、钾、磷、铁等

能量
54千卡/100克

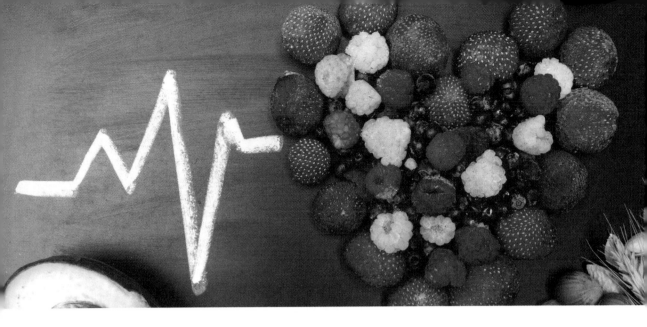

糖尿病性冠心病的饮食疗法

糖尿病患者并发冠心病较早，发展较快，尤以女性为多。此外，糖尿病性冠心病的发病与饮食营养有直接或间接关系。因此，重视合理的膳食，是防治糖尿病性冠心病的重要措施之一。

通过控制食物的能量，保持理想体重，适当增加膳食纤维摄入，保证必需的无机盐及微量元素供给，提供丰富的维生素，可以达到防治糖尿病性冠心病的目的。

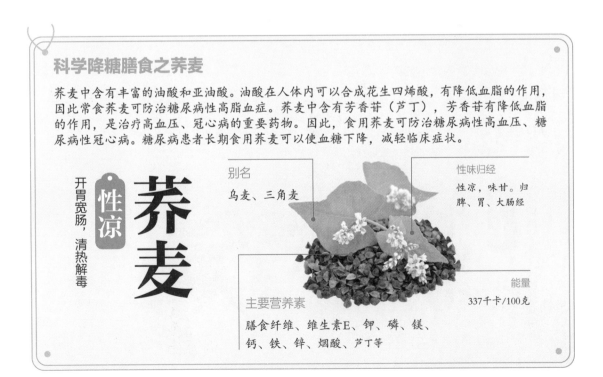

科学降糖膳食之荞麦

荞麦中含有丰富的油酸和亚油酸。油酸在人体内可以合成花生四烯酸，有降低血脂的作用，因此常食荞麦可防治糖尿病性高脂血症。荞麦中含有芳香苷（芦丁），芳香苷有降低血脂的作用，是治疗高血压、冠心病的重要药物。因此，食用荞麦可防治糖尿病性高血压、糖尿病性冠心病。糖尿病患者长期食用荞麦可以使血糖下降，减轻临床症状。

开胃宽肠，清热解毒

性凉

荞麦

别名
乌麦、三角麦

性味归经
性凉，味甘。归脾、胃、大肠经

主要营养素
膳食纤维、维生素E、钾、磷、镁、钙、铁、锌、烟酸、芦丁等

能量
337千卡/100克

糖尿病性高脂血症的饮食疗法

　　糖尿病所致的脂质代谢异常对动脉粥样硬化的发生及发展的影响是十分明显的。糖尿病性高脂血症的膳食控制及合理调配是最重要的防治措施之一，对于延缓高脂血症的发展，减少动脉粥样硬化的形成，有积极作用。

　　通过限制膳食胆固醇和动物性脂肪的摄入，增加膳食纤维，适当食用一些具有降血脂、降胆固醇的食物，可起到辅助治疗作用。

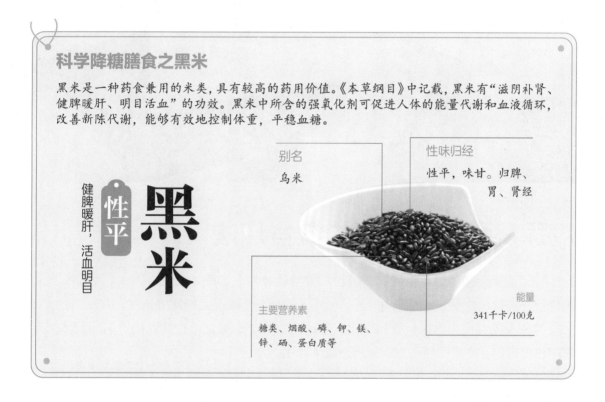

科学降糖膳食之黑米

黑米是一种药食兼用的米类，具有较高的药用价值。《本草纲目》中记载，黑米有"滋阴补肾、健脾暖肝、明目活血"的功效。黑米中所含的强氧化剂可促进人体的能量代谢和血液循环，改善新陈代谢，能够有效地控制体重，平稳血糖。

健脾暖肝，活血明目

性平

黑米

别名

乌米

性味归经

性平，味甘。归脾、胃、肾经

主要营养素

糖类、烟酸、磷、钾、镁、锌、硒、蛋白质等

能量

341千卡/100克

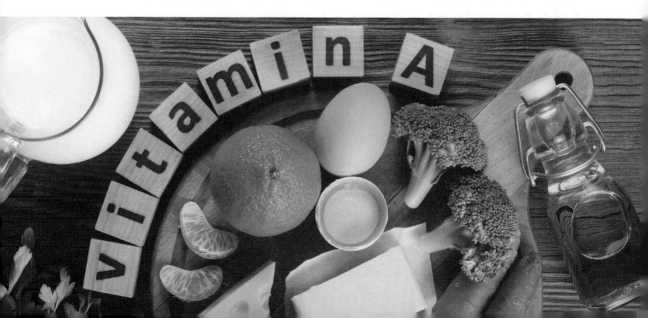

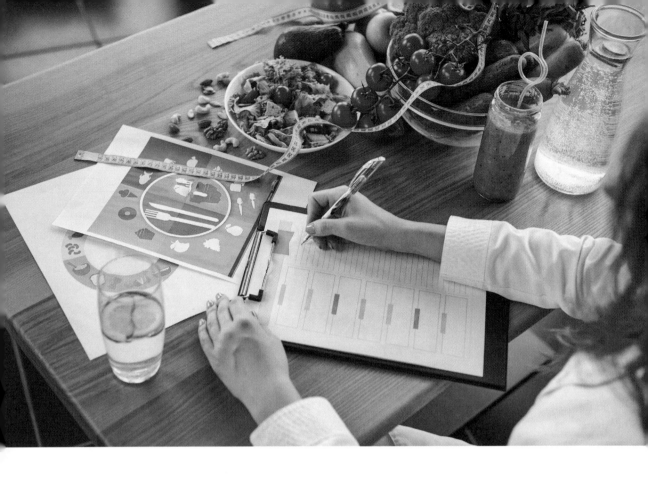

糖尿病酮症酸中毒的饮食疗法

　　糖尿病酮症酸中毒是糖尿病的一种严重急性并发症。此并发症多因重症糖尿病患者未能很好地控制饮食，或因感染、外伤、手术和胰岛素减量、停用等诱发。

　　当发生酮症酸中毒时，要积极控制糖尿病，降低血糖，治疗并发症，消除酮体，促进酮体的排泄。本病的膳食方案应遵循以下原则。

1

　　科学安排食谱：过多进食含碳水化合物和脂肪的食物、纵酒，或过度限制碳水化合物的摄入，如每日进食低于100克，均可引起酮症酸中毒。因此，碳水化合物、蛋白质、脂肪三大营养素搭配要符合糖尿病食谱的生理基础。

2

　　按病情供给碳水化合物：如果病人未出现昏迷，但酮症尚未消失，食欲不佳，应供给患者易于消化的单糖、双糖类食物，如水果汁、加糖果酱、蜂蜜水等流质食物。每日所供应的碳水化合物总量应根据其使用胰岛素的数量及病人具体情况而定，一般不应少于200克。等病人病情稳定，逐渐好转后，可以加食粥、面包等含碳水化合物的主食。

3 限制脂肪和蛋白质的摄入：酮症酸中毒患者病情稳定后，为防止体内产生新的酮体，使病情反复，还要严格限制每日脂肪和蛋白质的摄入量。经过药物治疗和饮食调节，尿酮、血酮完全消失后，方可逐渐增加脂肪和蛋白质的用量。当血糖下降，尿糖减少，酮体转为阴性，酮症酸中毒得到彻底纠正后，可按重症糖尿病的食谱原则安排日常患者的膳食。

4 水果餐的采用：在酮症酸中毒患者尚未出现昏迷时，可在医生的指导下，给病人进食苹果或其他水果餐。因为水果大多为碱性食物，有中和酮酸，减轻酸中毒的作用。一般为每日1500克苹果，分为5~6次进食，每次300克左右。进食水果时应计算其能量，一般每100克苹果约含碳水化合物13克，产热约58千卡，300克苹果约能提供180千卡能量，相当于主粮50克。1500克苹果，约能提供900千卡能量。除水果外，常见碱性食物尚有蔬菜类、鲜豆类、干豆类、牛奶，硬果类如杏仁、栗子、椰子等，均可食用。

5 鼻饲的采用：患者一旦酮症酸中毒加重，出现昏迷不能进食时，应给予全流质易消化的饮食鼻饲。鼻饲开始时，用量宜少，以后逐渐增加，以保证足够的营养。

科学降糖膳食之猕猴桃

猕猴桃富含精氨酸，能有效改善血液流动，阻止血栓形成，对降低冠心病、高血压、心肌梗死、动脉硬化等心血管疾病的发病率和治疗阳痿有很好的效果。猕猴桃含有大量的天然糖醇类物质肌醇，能有效调节糖代谢、细胞内的激素和神经的传导效应，对防止糖尿病及其并发症有独特功效。

调中理气，生津润燥

性凉

猕猴桃

别名
藤梨、白毛桃、毛梨子

性味归经
性凉，味甘。归心、脾、肾经

主要营养素
糖类、蛋白质、钾、磷、钙等

能量
61千卡/100克

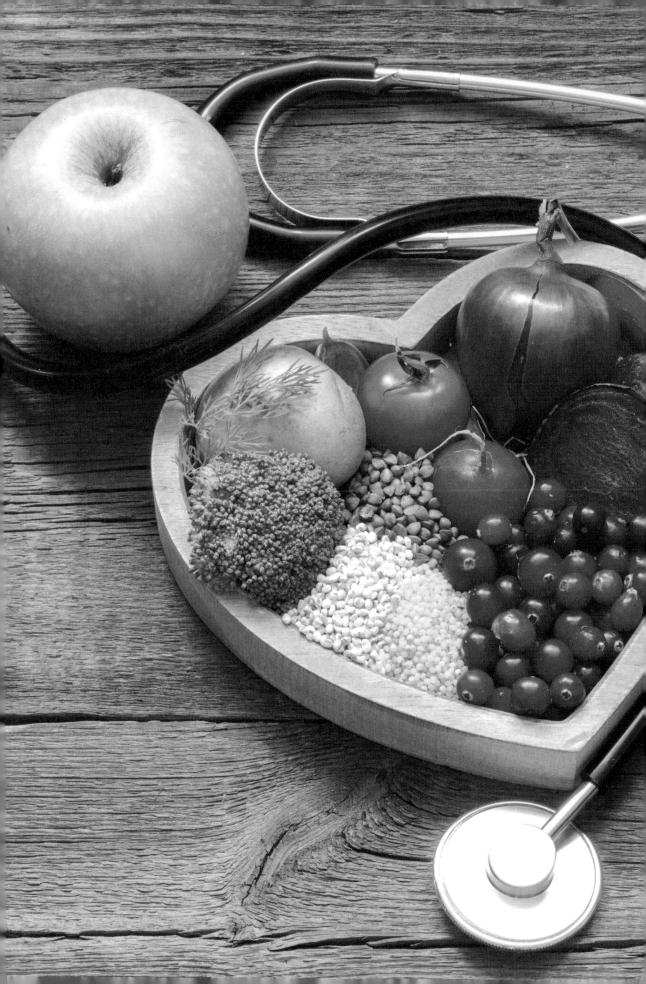

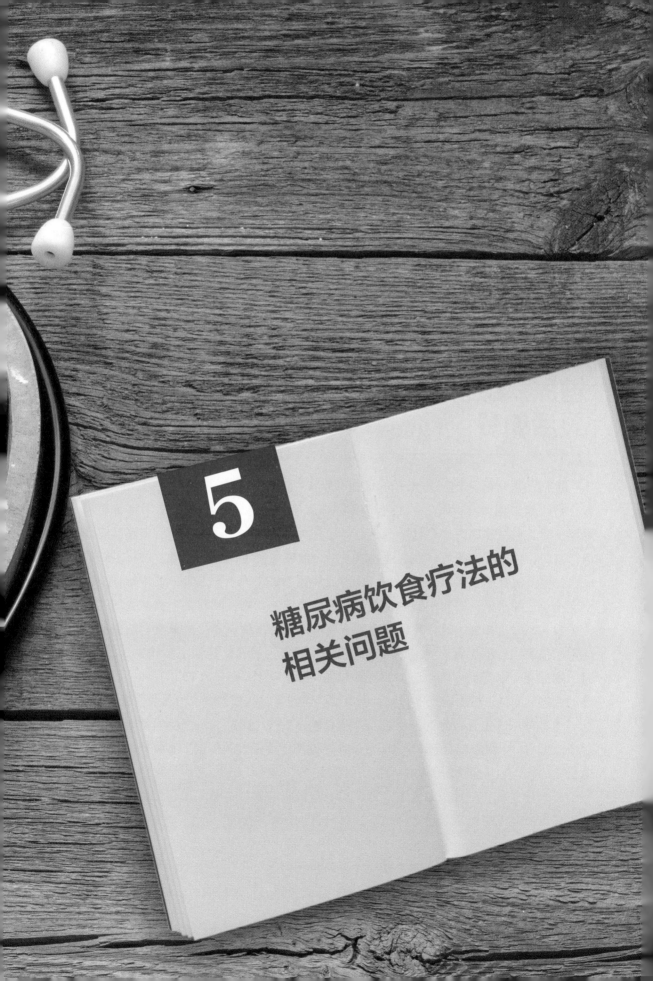

5

糖尿病饮食疗法的
相关问题

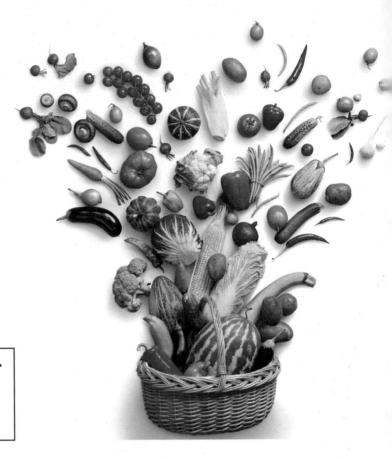

糖尿病患者如何灵活加餐

灵活加餐对防止糖尿病患者的低血糖反应很重要，特别是皮下注射胰岛素后的患者，有可能出现血糖大幅度的回落。有些患者病情不稳定，特别是使用胰岛素和口服降糖药时，血糖波动大，有时持续高血糖，有时餐前出现低血糖，而后出现反应性高血糖，这时往往通过加餐可以满意地控制血糖。血糖控制不满意的患者，可将早餐的主食减去25克，改在上午9～10时加餐，也可将250克牛奶作为上午加餐；下午3时左右进食1个交换单位的水果，或将午餐主食减去25克作为下午加餐；晚餐将主食减去25克作为睡前（21～22时）加餐。这样不但可以减少餐前低血糖反应，还可降低餐后的血糖高峰。使用胰岛素治疗的患者，更应在睡前加餐，若尿糖为阴性，应加主食50克，尿糖（＋）时，加33克；尿糖（＋＋）时，加25克；尿糖（＋＋＋）及（＋＋＋＋）时，应加一些含蛋白质多的食物。这样，可以避免夜间发生低血糖。运动前及时加餐，也可避免发生低血糖。

有些糖尿病患者，病情不稳定，常有心悸、手抖、出汗、饥饿感等低血糖反应，此时应立即吃1块糖或50克馒头等以缓解发作。发作前如能少量加餐，常可使血糖保持在相对稳定的状态，从而预防低血糖反应的发生。

偶然发生低血糖反应时，可立即饮用易于吸收的果汁、糖水或吃少量糖果、馒头等予以缓解。但不可经常采用这种办法。如经常出现低血糖症状时，要及时请医生调整饮食和药物。

生活不规则，吃饭不定时（如出差、外出开会），易引起血糖的波动，因此要注意随身携带一些方便食品，如奶粉、方便面、咸饼干等，以便随时灵活加餐。

糖尿病患者饮食控制后如何克服饥饿感

　　糖尿病患者，特别是肥胖、食量大的或1型糖尿病"三多"症状明显的病人，在最初控制饮食时，饥饿感非常明显，常常难以坚持下去。首先要让病人了解饥饿是糖尿病的一种症状，经过治疗后病情改善了，饥饿感就会随之减轻。其次，要使病人树立战胜疾病的信心，认识到食量与习惯有关，减少食量无疑会感到饥饿，但只要想到一切为了治疗，也就会适应的。

　　解决饥饿感问题，具体措施如下。

1

　　饮食控制应循序渐进。进食量逐渐减少到每天应控制的水平，而不是由原来每天主食量1000克，一下子限制到300克，因主食量限制过快，容易导致酮症酸中毒等，对机体不利。对这样的病人，可每周减少主食量100~200克，一个月左右即可限制到每日300克。

2

　　多吃低能量高容积的食品。如含碳水化合物较低的蔬菜，即黄瓜、大白菜、豆芽、菠菜、冬瓜、南瓜、韭菜、青椒、莴笋、茄子、菜花以及海藻类、蘑菇类和豆腐渣等。

3

　　多选用粗杂粮代替细粮。如红豆粥、绿豆粥、莜麦面、三合面（玉米面、黄豆面及白面）、二合面（玉米面、黄豆面）制作的馒头以及面条等。

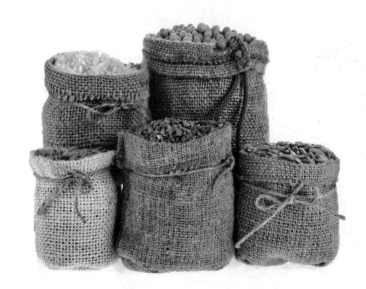

4

进食高膳食纤维食品。 高膳食纤维食品可使胃的排空延缓。肠运转时间改变，且可溶性纤维在肠内形成凝胶等作用使糖的吸收减慢，同时可以增加耐饥力，并可预防心血管病、胆囊炎、胆石症、便秘、痔疮、高脂血症、肠癌等并发症。高膳食纤维食物包括果胶、麦麸、玉米皮、甜菜屑、麦糟、海藻类植物等。

5

多吃苦荞麦。 苦荞麦产于四川凉山地区，含有19种氨基酸，其中人体必需的8种氨基酸含量丰富，维生素B_1、B_2、PP、E及叶绿素的含量之多是其他任何一种粮食所无法比拟的。苦荞麦内还含有人体必需的锌、镁、铬、硒等多种微量元素，而铬参与了胰岛素的代谢。苦荞麦有降血糖、降血脂作用，适用于糖尿病初期控制饮食而饥饿感明显的患者，使其可以不必为整日饥肠辘辘而苦恼，苦荞麦可以适当多吃而不升高血糖。

6

其他。 每次进餐前先吃一碗蔬菜（含碳水化合物4%以下的蔬菜任选一种，少用油）以增加饱胀感，然后再进正餐。两餐之间饥饿时，可吃些黄瓜、西红柿等或采用加餐的办法。当然加餐的量是从正餐中减去的，而不是额外增加的量，也可以把菜做得淡些，以降低食欲。

7

药物。 如果采用上述方法仍不能减轻饥饿感，可适当服用降糖灵、拜糖平（阿卡波糖）、倍欣（伏格列波糖片）等以降低血糖，降低食欲。

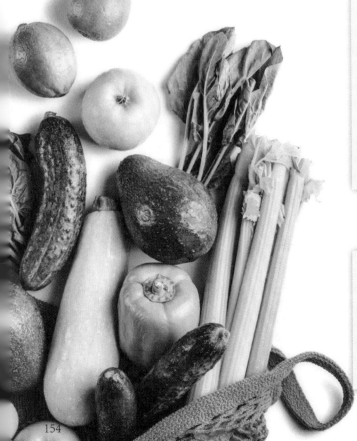

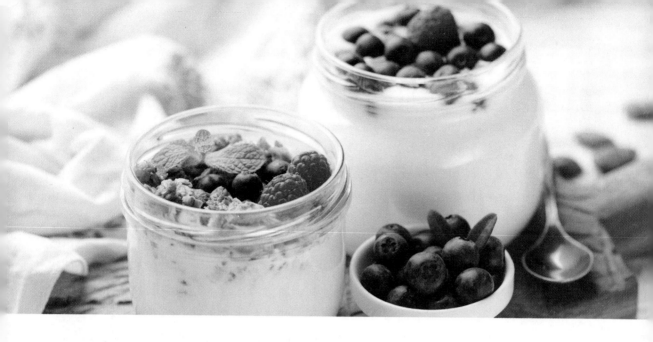

糖尿病患者可以喝酸奶吗

对糖尿病患者来说，饮食治疗中最重要的是掌握好糖类的数量和质量。一般来说，可以直接吸收的葡萄糖和极易消化吸收的蔗糖的用量应受到严格控制或禁用。市面上销售的酸奶大多是加糖的，其含糖量在8%~20%，加之牛奶本身含有乳糖5%~6%，即每100克酸奶中就含糖15克左右。对血糖、尿糖还没有得到良好控制的糖尿病患者来讲，常喝加糖的酸奶会使血糖、尿糖增高，这对糖尿病的治疗是不利的。如果糖尿病患者经过治疗，血糖、尿糖已经得到控制，就可以喝酸奶。最好还是喝那种不加糖或少加糖的酸奶，同时应计算所喝酸奶所产生的能量，还要适当扣除当天一部分主食量，并注意观察喝酸奶后血糖和尿糖的变化。

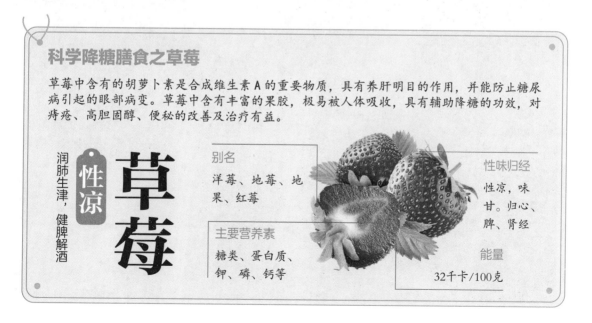

科学降糖膳食之草莓

草莓中含有的胡萝卜素是合成维生素 A 的重要物质，具有养肝明目的作用，并能防止糖尿病引起的眼部病变。草莓中含有丰富的果胶，极易被人体吸收，具有辅助降糖的功效，对痔疮、高胆固醇、便秘的改善及治疗有益。

草莓

性凉

润肺生津，健脾解酒

别名
洋莓、地莓、地果、红莓

主要营养素
糖类、蛋白质、钾、磷、钙等

性味归经
性凉，味甘。归心、脾、肾经

能量
32千卡/100克

糖尿病患者可加食零食和"补品"吗

　　糖尿病患者通常有一种错误的认识，就是认为只要有效地限制一日三餐的饮食量，在饭间加食一些零食或"补品"是没有关系的，其实这种看法是很危险的。饮食控制要求控制每天摄入的总能量。除了限制主食外，也应控制零食。主食一般不包含黄豆、花生米、西瓜子、南瓜子。查食品成分表：黄豆含糖25.3%，花生米含糖22.1%，炒西瓜子含糖19.1%，炒南瓜子含糖23.3%。它们所含的碳水化合物并不少。在患者觉得饿时（一般多在餐后3～4小时，血糖降低）少吃一些聊以充饥是允许的，也无害处。但如果吃得过多，或即使无饥饿感，也大把大把地吃，就会摄入过多的碳水化合物，使血糖上升，从而造成严重后果。临床上遇到不少这样的病人，认为黄豆、花生米不是主食而是副食，可以随意吃。结果，吃得愈多，血糖上升得愈高。停吃后，代之以绿叶蔬菜、肉类充饥，血糖则下降。这主要是由于患者忽视了零食也是含糖食物。临床实践证明，黄豆、花生米、瓜子等不可大量吃，应纳入饮食控制计划中。

　　糖尿病治疗的原则之一是严格控制饮食。在每日限制的能量与食量之外，不能随便加餐。目前市场上的"补品"很多，这些"补品"不管是货真价实的还是伪劣产品，随便就买来吃非但无益，反而会使血糖上升，结果适得其反，不是补，而是损。须知许多"补品"都不是为糖尿病患者专门设计的，含糖量很高，患者不明就里，吃了很容易促使病情恶化。

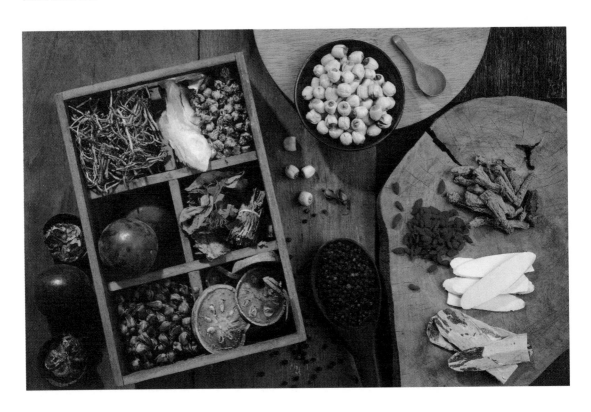

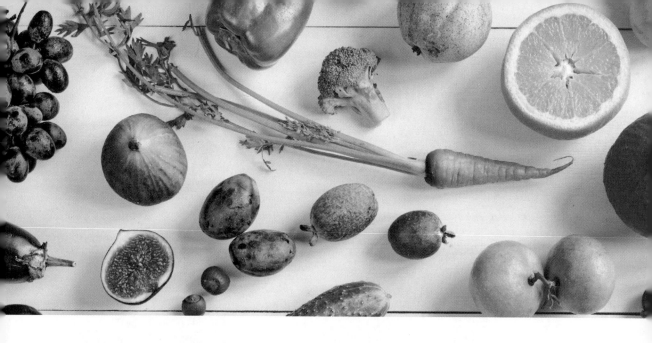

糖尿病患者可以吃代糖的甜味剂吗

喜欢吃甜食的人即使得了糖尿病，也往往难以割舍对甜味食物的偏爱，但蔗糖、蜂蜜等应禁用。这些甜食含糖量高，进食后必然会升高血糖，加重病情，影响治疗。好像患了糖尿病就与甜味无缘了，这常使患者左右为难，长期下去会影响患者的心理健康。为了让糖尿病患者能与正常人一样地生活，品尝到生活的甜美，许多既能增加食物甜度又不影响进食后血糖水平的甜味剂先后问世，为解决这一难题，提供了方便。目前，我们熟悉的甜味剂有木糖醇、甜叶菊糖苷、糖精等。

1

木糖醇： 木糖醇是植物中半纤维素的多聚戊糖，经水解后的木糖再加氢还原即可生成木糖醇。它和葡萄糖一样是由碳、氢、氧元素组成的碳水化合物。木糖醇是5碳糖（葡萄糖是6碳糖），它在体内氧化燃烧后可产生能量，每克木糖醇在体内约产生4千卡能量。木糖醇的外观及甜味与白糖相似，在体内代谢的过程中不需要胰岛素，被食用后对正常人或血糖控制较好的糖尿病患者的血糖升高浓度，低于葡萄糖或蔗糖被食用后的血糖升高浓度，但对控制不好的病人却无此反应。因此，凡是病情控制不好的病人不宜食用。此外，木糖醇吸收率低，若以葡萄糖的吸收率为100%，果糖则为43%，木糖醇最低，约为15%，所以食用过多易引起渗透性腹泻。木糖醇吃多了还可使甘油三酯升高，导致冠心病的发病率升高以及尿路结石等副作用。因此，木糖醇可用于血糖控制较好的糖尿病患者，用量不宜多，一般每天进食量不超过50克，并且食用时要计算能量。血糖控制不好的糖尿病患者不能用木糖醇。

2

甜叶菊糖苷：是一种非糖天然甜味品。由于它是从甜叶菊植物中提取的天然成分，所以比较安全。甜叶菊糖苷不仅甜度高，为蔗糖的300倍，也不提供能量，而且具有降低血压，促进代谢，治疗胃酸过多等作用。近年来已被许多国家关注。日本有30%的饮料的糖被甜叶菊糖苷所代替。这是目前认为颇有发展前途的一种非糖天然甜味剂。

3

糖精：是一种不提供能量，不含营养素的甜味剂，甜度为蔗糖的300~500倍，少量添加在食物中，就能满足嗜糖者的口感，又不影响血糖。但不要大量进食，因为糖精是化学添加剂，属苯环类化合物，尽管医学上还找不到证据来证明它有致癌作用，也建议在妊娠期还是应该禁用的。总之，糖精可以使用，但不宜多用。

4

果糖：有天然果糖和人工果糖，是营养性甜味剂。果糖是一种单糖，第1阶段代谢时不需要胰岛素，但第2阶段代谢时仍需要胰岛素参与。因此，凡是糖尿病病情控制不好的患者不宜食用。果糖甜度高，可少量应用作为甜味剂，但应计算能量。

5

氨基酸糖：是一种较新的甜味剂，很少量就有甜味，它提供的能量微不足道。近年来，国外常用的几种氨基酸糖逐渐走俏我国市场。如Aspartome，它是天门冬氨酸和苯丙氨酸组成的双肽，其甜度是白糖的100~200倍，在苯丙酮尿时不要食用；另一种叫Alltame的甜味剂，为L-天门冬氨酸和D-丙氨酸组成的双肽，甜度为白糖的2000倍；还有Acesulfame potassim，简称ACE-K，甜度为白糖的130倍，食后几乎全由肾脏排泄，每日最高摄入量为9毫克/千克体重，最好避免在肾功能衰退时使用。

　　以上几种甜味剂，可用于糖尿病患者作为糖的代用品，满足一些糖尿病患者喜爱甜食的口味。一般甜味剂含糖量极低，购买时要选择那些低能量的品种。这样既安全又能起到改善食物品味的作用，希望嗜糖的糖尿病患者注意。

糖尿病患者可以饮酒吗

　　有相当比例的糖尿病患者有饮酒习惯，由此对糖尿病的控制及并发症的发生和发展带来不利的影响。

　　酒中所含的酒精只供能量，浓度高的酒不含其他营养素。酒精进入体内，代谢过程简单，迅速氧化产热，热量经体表毛细血管散发几乎不能利用，更难以转化贮藏。因此在饮食控制的热量计算上，与其他实质性产热物质碳水化合物、脂肪、蛋白质不同，既不能不将酒精纳入饮食控制的范围，又不能按其全量计入，一般以50%计量较为适宜。综上所述，饮酒会增加能量，对糖尿病不利。

　　长期饮酒会引起营养缺乏，并对肝脏不利，还会导致酒精性肝硬化和精神病变。过量饮酒可发生高脂血症。其主要改变为血中甘油三酯及低密度脂蛋白-胆固醇浓度升高，加重糖尿病的脂代谢紊乱。注射胰岛素的人空腹饮酒易引起低血糖。少数服用磺脲类药物的病人，饮酒后易出现心慌、气短、面部发红、头痛、恶心等血管运动性反应。酒能加强及延长磺脲类降糖药的降糖作用。饮酒也能加强双胍类药物的降糖作用，同时使双胍类药物所致的乳酸血症加重。另外，酒精可阻碍肝脏输出葡萄糖到血液中，引起不易被觉察的低血糖昏迷，严重者可致死。此外，酒中的甲醇可损害末梢神经，有并发症者要禁酒。过量饮酒还会引起糖尿病酮症酸中毒。饮酒的主要危害还在于打乱和干扰饮食控制计划，使其复杂化并增加饮食控制计划的执行难度。

　　由于饮酒可以引起低血糖症、血糖波动大、糖尿病控制不佳、脂代谢紊乱、酮症酸中毒等多种并发症，因此，糖尿病患者最好不要饮酒，尤其是重症糖尿病合并肝胆疾病患者，或正在使用胰岛素和口服降糖药物的患者，要严禁饮酒。如在逢年过节、宴会等情况下，欲饮少量，则应选择酒精含量低的啤酒、果酒、葡萄酒等，而且不宜空腹饮用。饮用时要计算能量，适当减少主食量。以啤酒（含酒精约4%）为例，400毫升约供能量112千卡，相当于30克主食的量。病情控制理想者，可在医生指导下适当饮用：男2个酒精单位，女1个酒精单位。1个酒精单位相当于12克乙醇，或相当于360毫升的啤酒、150毫升的葡萄酒、45毫升的40度白酒。

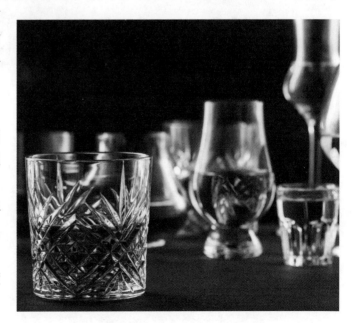

少吃或不吃主食能控制糖尿病吗

有人认为多吃主食会使血糖升高，不吃主食或少吃主食就可以有效地控制糖尿病。这种看法是不正确的。因为，葡萄糖是机体能量的主要来源，也就是主食碳水化合物是我们机体供能的主要来源。若不吃主食或少吃主食，葡萄糖来源减少，体内就必然要动用脂肪产生热量，脂肪分解生成脂肪酸。由于脂肪酸产生过多，常常伴有酮体生成。酮体经肾脏排泄，可出现酮尿，病人就会出现头痛。另一方面，不吃或少吃主食，肝脏仍不断地动用蛋白质、脂肪，使之转化为葡萄糖，同样可以使血糖升高。长期下去，蛋白质消耗过多，病人体质下降，身体消瘦，机体免疫力下降，抵抗力减弱，很容易出现感染等各种并发症。所以，不吃或少吃主食不但不能控制糖尿病，而且对病人的健康反而不利。

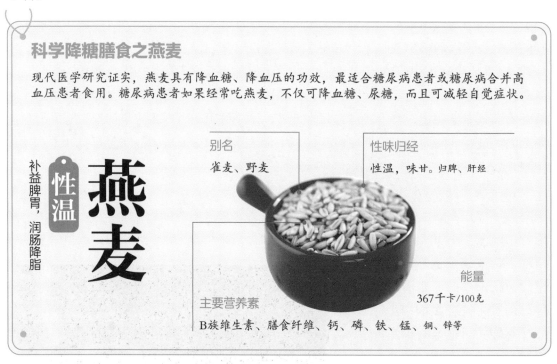

科学降糖膳食之燕麦

现代医学研究证实，燕麦具有降血糖、降血压的功效，最适合糖尿病患者或糖尿病合并高血压患者食用。糖尿病患者如果经常吃燕麦，不仅可降血糖、尿糖，而且可减轻自觉症状。

补益脾胃，润肠降脂

性温

燕麦

别名
雀麦、野麦

性味归经
性温，味甘。归脾、肝经

能量
367千卡/100克

主要营养素
B族维生素、膳食纤维、钙、磷、铁、锰、铜、锌等

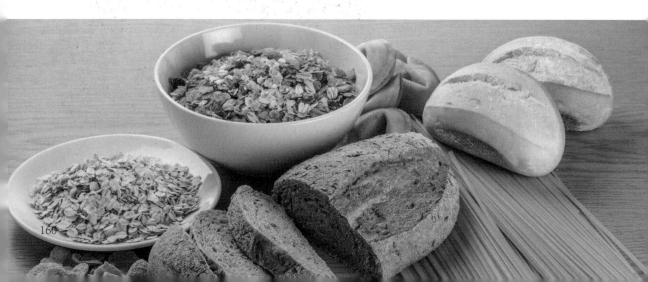

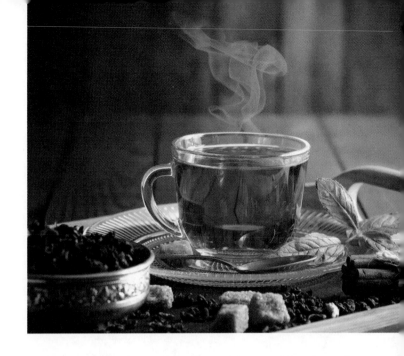

糖尿病患者能喝茶吗

茶叶中几乎不含糖，而含有丰富的微量元素和十几种维生素。因此，喝茶不但对糖尿病不构成威胁，而且还有益于补充和调节人体代谢。另外，饮茶还可以减肥降脂，防止动脉硬化，促进新陈代谢，预防白内障，维持血管、胃肠的正常功能，对糖尿病多有好处。因此不失为糖尿病患者的最佳饮料之一。

日本学者奥田拓男教授通过实践证实，茶叶中所含的鞣酸抗老化作用比著名的抗老化剂维生素E强18倍之多。我国的乌龙茶、云南普洱茶被日本人和法国妇女誉为"美貌和健康的妙药""刮油茶"。茶叶中的茶多酚可以减少放射性物质对人体的损害；茶中含有的咖啡因，具有扩张血管作用，可以强心健胃，利尿发汗，降低胆固醇，改善血管脆性。经常饮茶，有助于加强糖尿病药物治疗的效果，甚至发挥一些药物所无法起到的良性作用。

茶叶品种繁多，功效各异。糖尿病患者须注意有所选择。一般来说，绿茶的抑菌、抗辐射、预防血管硬化、降血脂、抗癌作用较强；而红茶的健胃、利尿、抗老化作用较强。若要减肥去脂以乌龙茶、普洱茶效果最佳。

糖尿病患者饮茶时，须注意在怀孕时不要饮浓茶。一般也不要空腹饮茶，且须避免饮烫茶、隔宿茶、饭后马上饮茶及用茶送药等。一般茶叶冲泡3～4次后就应弃掉，以免茶叶中的有害成分也被浸出。

糖尿病患者在没有特殊情况时，也可像一般正常人那样根据季节变化饮茶，这样对人体更有益。春季，可饮香气浓郁的花茶，以助散发冬天积在体内的寒邪，促进阳气生发；夏季最宜饮绿茶，以利消暑降温；秋季饮用乌龙茶十分理想，此茶性味介于红绿茶之间，既能清除余热，又能恢复津液；冬季，味甘性温的红茶可养体内阳气，饮之红茶红叶红汁，给人带来温暖的感觉，若加奶则有生热暖腹之功，甚为合适。

饮茶有道，其道怡然，细品慢咽，能有效地调整糖尿病患者的情绪和心理状态。因此，饮茶也是一种十分可取的心理疗法。

南瓜能治疗糖尿病吗

医学界和社会上曾经肯定地说南瓜可以治疗糖尿病，原因是南瓜含糖量甚少，另外还含有蛋白质、水分、膳食纤维，而不含脂肪。对于糖尿病患者来说，如果把它当作菜肴来吃，一般没有害处，还可能有一定的降糖作用。但是，如果把它当作主食来吃，则必须考虑其进食量。一般用250克（半斤）南瓜替代250克（5两）米饭，有可能使高血糖恢复正常，因为南瓜的含糖量低，如以南瓜代饭，血糖必然会下降。然而若依糖尿病患者的旺盛食欲，毫无节制地大量进食南瓜而不进食主食，则会酿成危险。因为，南瓜当饭吃等于不进食主食，则必然肝脏不断动员脂肪、蛋白质使之转化为葡萄糖，同样可使血糖升高；另外，脂肪分解生成脂肪酸过多，则易发生酮症，而蛋白质消耗过多，病人消瘦、体质下降、抵抗力减弱，则很容易出现各种并发症。

市面上曾出现南瓜粉专治糖尿病的情况，有的患者用此粉替代降糖药，却使病情加重。这是因为南瓜的降糖作用主要是其含糖量极低，而作为主食，从总能量上有较大的减少，并非其本身具有明显的降糖作用。所以说粗制的南瓜粉能够治疗糖尿病只是一种经验说法，目前尚无科学依据，更无临床验证。虽然用南瓜粉充当降糖药或胰岛素来治疗糖尿病是十分危险的，但南瓜的食用可作为饮食疗法的一种，对患者是有益的，不过应当明确认识到它绝对不是一种降糖药。

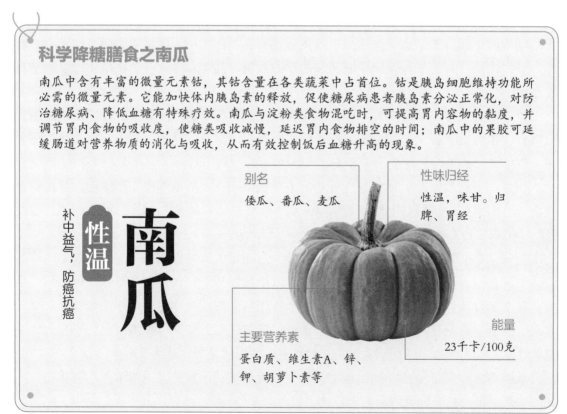

科学降糖膳食之南瓜

南瓜中含有丰富的微量元素钴，其钴含量在各类蔬菜中占首位。钴是胰岛细胞维持功能所必需的微量元素。它能加快体内胰岛素的释放，促使糖尿病患者胰岛素分泌正常化，对防治糖尿病、降低血糖有特殊疗效。南瓜与淀粉类食物混吃时，可提高胃内容物的黏度，并调节胃内食物的吸收度，使糖类吸收减慢，延迟胃内物排空的时间；南瓜中的果胶可延缓肠道对营养物质的消化与吸收，从而有效控制饭后血糖升高的现象。

补中益气，防癌抗癌

性温

南瓜

别名

倭瓜、番瓜、麦瓜

性味归经

性温，味甘。归脾、胃经

主要营养素

蛋白质、维生素A、锌、钾、胡萝卜素等

能量

23千卡/100克

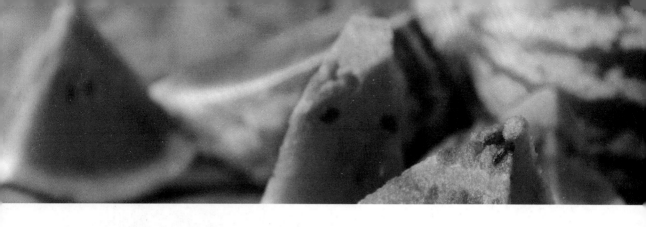

西瓜能治疗糖尿病吗

　　西瓜具有解暑、除烦、止渴、利尿等作用，可作为消炎利尿药或清凉解暑药，但在《中药学》中并没有明显提到可以治疗消渴病（即西医的糖尿病）。西瓜含糖量为4.2%左右，绝大部分为水分，含糖量并不算高，有利尿、解渴、清暑作用，比人工饮料可口。但有人认为西瓜可以治疗糖尿病，这种说法同样缺乏依据。恰恰相反，结合日常实践不难发现，糖尿病患者暑天长期吃西瓜，几乎全部病情加重，"三多一少"的症状又重复出现，血糖升高，尿糖阳性。如果原来用口服降糖药的患者，长期大量吃西瓜则必须加大用药剂量。究其原因，可能是由于西瓜水分多而含糖少，而每天吃西瓜仍会使摄糖量增加，内源性胰岛素的不足使其难以被机体充分利用，于是血糖上升。所以糖尿病患者应注意，尤其是重症患者最好不要贪吃西瓜。须知其为含糖水果，且无真正的降糖作用，血糖控制不良者最好不吃西瓜。当血糖控制接近正常时，每天可以限量吃西瓜，每天约250克西瓜（去皮），分2次吃。当然，当天有吃西瓜就不能再吃其他水果。

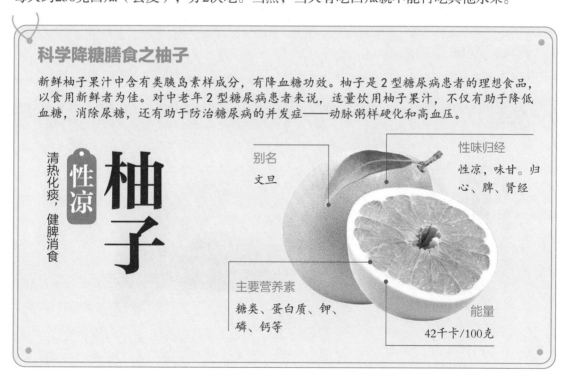

科学降糖膳食之柚子

新鲜柚子果汁中含有类胰岛素样成分，有降血糖功效。柚子是2型糖尿病患者的理想食品，以食用新鲜者为佳。对中老年2型糖尿病患者来说，适量饮用柚子果汁，不仅有助于降低血糖，消除尿糖，还有助于防治糖尿病的并发症——动脉粥样硬化和高血压。

清热化痰，健脾消食

性凉

柚子

别名

文旦

性味归经

性凉，味甘。归心、脾、肾经

主要营养素

糖类、蛋白质、钾、磷、钙等

能量

42千卡/100克

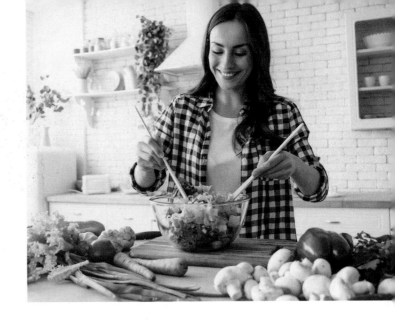

消瘦的糖尿病患者也要控制饮食吗

　　饮食治疗是糖尿病患者的最基本治疗手段，适合于各种类型的糖尿病患者的治疗，那么对于消瘦的糖尿病患者也应进行饮食治疗吗？对消瘦的患者首先应查明原因，进行对症治疗。如确系糖尿病本身所致，包括治疗措施不当，饮食内容安排不当，那么在饮食方面就应增加能量和蛋白质的摄取量，并加强饮食管理，调整饮食内容，同时配合有效的药物治疗。如果在糖尿病的基础上还合并有其他消耗性疾病如肺结核，那么在饮食治疗的基础上还应采取抗结核药物治疗的措施。

　　总之，对于消瘦的糖尿病患者绝不能放松饮食治疗，而应加强饮食控制。强有力的降糖药物或胰岛素治疗、增加每日总能量和蛋白质摄入量、加强饮食管理等是消瘦糖尿病患者的治疗重点。

科学降糖膳食之丝瓜

丝瓜中含有皂苷类物质，具有一定的强心作用。丝瓜中的苦味物质及黏液汁具有化痰作用。丝瓜中还含有干扰素诱生剂，能刺激人体产生干扰素，增强人体免疫功能，对糖尿病合并心脏病及肺结核有益。丝瓜不但是低热量、低脂肪、含糖低的高钾食品，而且是含钙、镁、磷量高的蔬菜。经常食用丝瓜，对防治中老年糖尿病合并高血压及皮肤病有很好的作用。

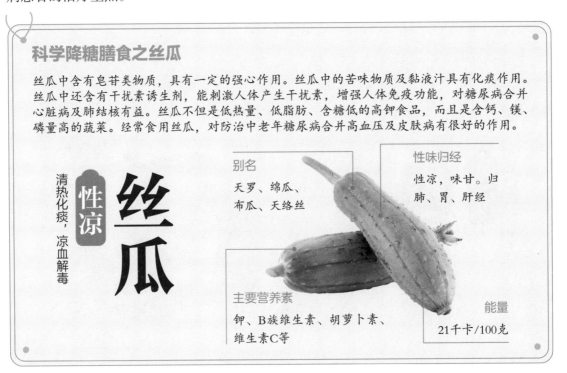

性凉

丝瓜

清热化痰，凉血解毒

别名
天罗、绵瓜、布瓜、天络丝

性味归经
性凉，味甘。归肺、胃、肝经

主要营养素
钾、B族维生素、胡萝卜素、维生素C等

能量
21千卡/100克

用胰岛素治疗的糖尿病患者也要控制饮食吗

饮食治疗同样适合于用胰岛素治疗的病人。正常人胰岛素是随人体的需要量而分泌的，而糖尿病患者本身胰岛素功能差，需外源的胰岛素替代治疗。这个替代治疗的药量是相对恒定的，是根据病情和病人饮食的进量来决定的。如进食过多，所注射的胰岛素量不足，病情就得不到满意的控制；如进食太少，所注射的胰岛素作用过强，又会引起低血糖反应。因此，用胰岛素治疗的病人同样需要控制和调节饮食，并且要掌握好饮食的定时、定量和必要的加餐灵活性。否则，胰岛素用量很难调整好，病情也不易控制。

当然，用胰岛素治疗的糖尿病患者，每日所需总能量的控制和碳水化合物的控制可以适当宽松一些。但饮食一定要定时、定量、少量多餐，每日进食5~6餐。

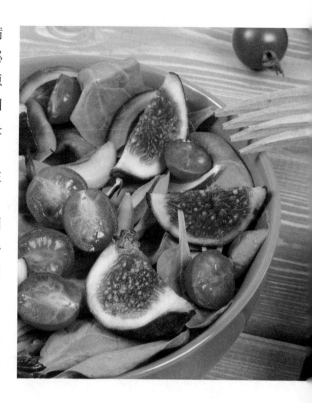

科学降糖膳食之冬瓜

冬瓜是低热量、低脂肪，含糖类很低的高钾食品，且含有多种维生素、矿物质，以及减肥物质胡芦巴碱、丙醇二酸等活性成分，对中老年2型糖尿病患者中的肥胖者十分有益。胡芦巴碱对人体新陈代谢有独特作用，丙醇二酸在体内可有效阻止糖类转化为脂肪，减肥效果显著。冬瓜是高钾低钠食物，它对中老年糖尿病患者合并高血压、高脂血症以及肾脏病等症有较好的辅助治疗作用。

消肿利尿，清热瘦身

性微寒

冬瓜

别名

白瓜、白冬瓜、枕瓜

性味归经

性微寒，味甘、淡。归肺、胃、膀胱经

主要营养素

胡萝卜素、维生素C、钾、钙等

能量

12千卡/100克

糖尿病患儿的饮食如何控制

原则上应满足儿童生长发育的需要，并维持其正常的生活与学习，饮食量不要过分限制。患儿年龄不同，所需的能量也不同（可参考其身高、体重变化及其生长状态），基本上与同龄健康儿童摄取的总能量相同，但要防止过食及肥胖。

[发育期患儿能量需求可按下列公式计算]

每日总能量：千卡＝1000千卡＋（年龄－1）×100千卡

[或分年龄段计算]

（1）5岁以下：每日每千克体重70千卡。
（2）10岁以下：每日每千克体重60千卡。
（3）15岁以下：每日每千克体重50千卡。

应考虑到患儿生长发育的特殊性，蛋白质应占总能量的20%、脂肪占30%、碳水化合物占50%。患儿的餐次分配，除3次正餐外，还应有2～3次加餐。

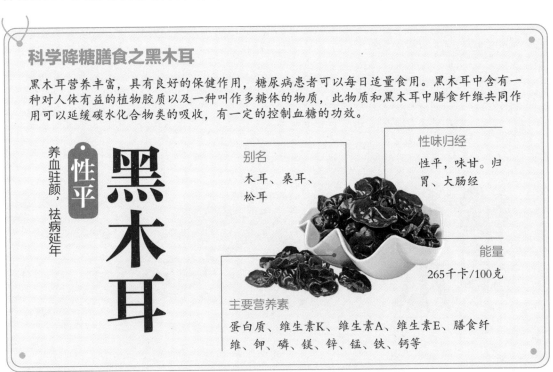

科学降糖膳食之黑木耳

黑木耳营养丰富，具有良好的保健作用，糖尿病患者可以每日适量食用。黑木耳中含有一种对人体有益的植物胶质以及一种叫作多糖体的物质，此物质和黑木耳中膳食纤维共同作用可以延缓碳水化合物类的吸收，有一定的控制血糖的功效。

养血驻颜，祛病延年

性平

黑木耳

别名

木耳、桑耳、松耳

性味归经

性平，味甘。归胃、大肠经

能量

265千卡/100克

主要营养素

蛋白质、维生素K、维生素A、维生素E、膳食纤维、钾、磷、镁、锌、锰、铁、钙等

老年糖尿病患者的饮食要注意什么

老年糖尿病同年轻人的糖尿病一样，饮食治疗是糖尿病治疗的基础，而且有相当多的老年糖尿病单靠饮食治疗就能控制好。对老年糖尿病施行饮食治疗时要注意以下几点。

1 老年人的饮食习惯不易改变，包括食物的种类、进食时间、每餐量的分配等。要尽可能照顾到原来的饮食状况，不要做过大的变动，使病人难以接受。

2 纠正不良的饮食习惯，对有些明显影响糖代谢的饮食习惯要加以纠正，如嗜甜食、饮酒等。

3 多食兼顾其他疾病治疗需要的特殊饮食，如低盐、低饱和脂肪酸、低胆固醇饮食等。

4 对老年糖尿病患者进行饮食教育时，最好对连同做饭的家属一起进行培训和指导，使整个家庭了解和掌握糖尿病的饮食治疗。

5 老年人的基础代谢率低，活动量相对较少，但消化吸收能力差，选择的食物要容易被消化且清淡，还得富含高质量的蛋白质。

6 治疗中应防止出现体重大增大减。

科学降糖膳食之白扁豆

小麦中含有的丰富的膳食纤维可减少小肠对糖类及脂肪的吸收，促进肠胃蠕动，有助于控制饭后血糖上升的速度。除此，小麦中还含有淀粉、蛋白质、钾、镁、硒、钙、铁、维生素 E 等营养元素，这些都是糖尿病患者需要补充的营养元素，适量食用小麦，可以起到调节血糖的作用。

白扁豆

性凉

健脾暖胃，化湿祛暑

别名
南扁豆、羊眼豆、茶豆

性味归经
性凉，味甘。归心、脾、肾经

主要营养素
糖类、蛋白质、钾、磷、钙等

能量
257千卡/100克

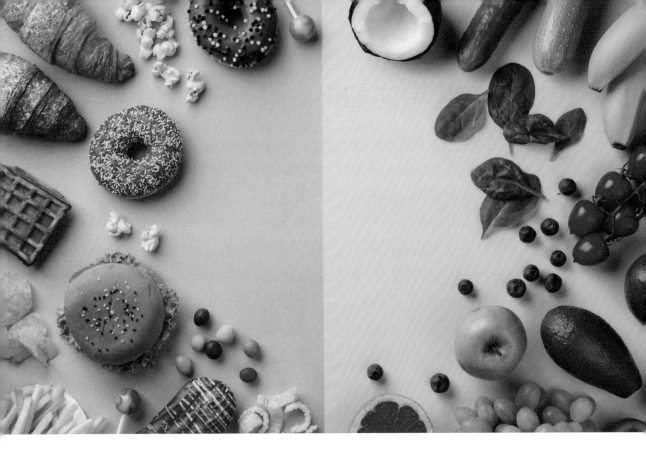

糖尿病合并高尿酸血症患者的饮食要注意什么

1　　应不吃含大量嘌呤的食物（每100克食物含有嘌呤150毫克以上），如动物内脏、猪脑、肉汁、肉精、浓汁汤、火腿、龙虾、沙丁鱼、鲱鱼、蛤蜊、小鱼肝、芦笋、香菇、酵母等。

2　　应少吃含较多嘌呤的食物（每100克食物含有嘌呤15~150毫克），如猪、牛、羊的瘦肉，鸡肉、鸭肉、鸽肉、雉鸡、鹧鸪、鹅肉、松鸡、肝、肾，一般水产类如鳗鱼、鳕鱼、鲭鱼、鲑鱼、鳝鱼、扇贝，还有菠菜、花生、腰果、豌豆、扁豆、麦芽、麦片等。

3　　可吃几乎不含嘌呤的食物（每100克食物含有嘌呤0~15毫克），如咖啡、茶、蔬菜、水果、馅饼、鱼子酱、鱼卵、鱼肝油、鱼精、大比目鱼、乳酪、花生、蛋类、果酱、奶油及其他的脂肪、脱脂牛奶、面筋、核果、米饭、面条。

糖尿病肾病患者应如何掌握蛋白质的摄入量

糖尿病肾病患者，要掌握蛋白质的适宜摄入量，须视肾功能等情况而定。

1

当糖尿病肾病肾功能尚未衰竭时，可以多进食蛋白质。每日蛋白质的摄入量应为80～100克，最好食用动物蛋白质。因为日常饮食中在增加大量蛋白质时，钠的摄入量也会随之增加，所以要适当限制钠的摄入量。

2

当糖尿病肾病伴有肾功能不全及尿素氮很高时，如何调整蛋白质的摄入量是很重要的。体重70千克的患者每日摄入21克蛋白质，可产生7克尿素从肾脏排出。若肾功能极差，每日7克尿素排出也有困难时，则生命的维持将是困难的。此时可以从尿中尿素排出量的测定间接了解患者可以摄取蛋白质的量。如每日摄入的蛋白质不能超过21克，此时应全部选用优质蛋白质，主要是采用动物蛋白质。因为碳水化合物的摄取必不可少，所以需要将所用米、面加工，去除所含的植物蛋白质，制成无蛋白质的食物。若每日摄入蛋白质30～35克，则其中可用植物蛋白质5～10克。一般可从血尿素氮与肌酐的比值来判断优质蛋白质的用量是否合适。正常尿素氮与肌酐的比值为20：1。若分解过盛，比值将转为40：1或更高，则说明优质蛋白质的用量不能满足需要。

3

糖尿病肾病伴有氮质血症的患者，治疗上有一定的矛盾。如蛋白质摄入量不足，易发生低蛋白血症；若蛋白质给予较多，则易加重氮质血症。因此，要查尿素氮，以估计患者每日所能接受的饮食蛋白质含量。必要时可输血浆、白蛋白及氨基酸。多数专家认为，糖尿病肾病时，低蛋白饮食可减少尿蛋白的排泄，缓解肾功能的恶化。临床实践表明，控制蛋白质的摄入，糖尿病肾病患者尿蛋白的丧失明显减少，而正常蛋白质饮食者则呈进行性增加。为了进一步估计低蛋白饮食对糖尿病肾病患者功能性肾贮备的影响，可采用蛋白餐或氨基酸滴注后检测肾小球滤过的贮备量。通常，蛋白餐后的肾小球滤过率（GFR）可比基础GFR增加30%～40%（也有人认为可在正常范围）。因此，糖尿病肾病患者长期采用低蛋白饮食有助于保护肾功能，减少蛋白尿，维持功能性肾贮备。

糖尿病孕妇饮食如何控制

糖尿病孕妇饮食控制的要点与非妊娠糖尿病妇女饮食控制的要点基本一样。要注意的是胎儿的生长、发育与饮食有密切关系。糖尿病孕妇通过饮食控制，体重适量增加，可以预防巨大胎儿、胎儿出生时低血压及呼吸困难等新生儿并发症。因此，糖尿病孕妇合理的饮食控制是很重要的。

糖尿病孕妇的体重增加量以3.5~15千克（平均8.2千克±2.7千克）为宜，有学者认为以6~8千克为最适体重增加量。母体体重增加量与新生儿出生时体重成正相关。因此，糖尿病孕妇在接受饮食控制时，应将所进能量限制在此范围内。

正常孕妇在妊娠前半期每日能量比非孕妇增加150千卡，后半期增加350千卡。肥胖型糖尿病孕妇应取糖尿病基础饮食1200千卡。总能量应根据个体差异酌情增减。有人报道，试用低能量饮食控制，对妊娠高血压综合征和巨大胎儿有预防作用。

为了便于糖尿病孕妇具体掌握，特将妊娠期的饮食分成三个阶段进行安排。

第一阶段为怀孕头3个月，往往有妊娠反应，其饮食基本与孕前相似，但应遵循糖尿病的饮食原则。

第二阶段即怀孕4~6个月，胎儿生长发育较快，故能量每日要增加200千卡，蛋白质15克。碳水化合物进量不能太少，主食一天不低于300克，配合注射胰岛素，应少量多餐，分5~6次进食。妊娠期肾糖阈值降低，故尿糖不能反映血糖的高低，而应勤查血糖，且注意避免产生酮体。

第三阶段即怀孕7~9个月，蛋白质每日较孕前增加15~25克，主食不少于300克，分5~6次进餐（包括睡前加餐）。

整个怀孕期间，以体重增加6~8千克最适宜。

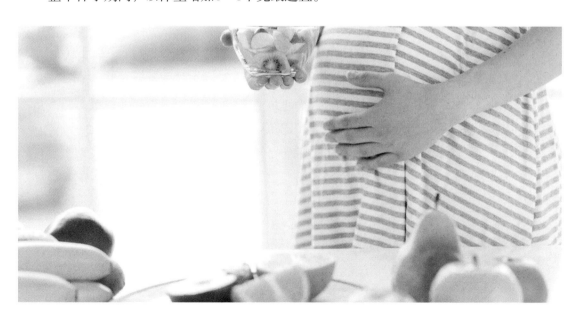

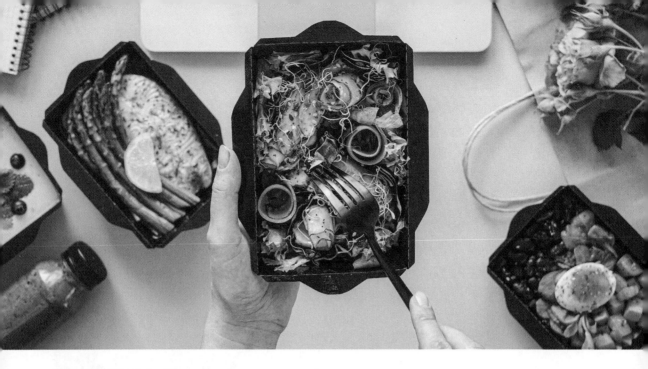

糖尿病饮食诀窍

国际公认的治疗和控制糖尿病的"五驾马车"是：严格的饮食控制、适当的运动锻炼、药物治疗、病情监测、防治知识教育和心理治疗。其中饮食疗法很重要，但是很多老年人很难读懂介绍饮食疗法的长篇文章，更别说理解和记忆。为此，我把它总结成一首顺口溜，以利于不同文化水平、不同年龄、不同情况的糖尿病患者能够简易地掌握糖尿病饮食疗法。

> 糖尿病饮食疗法顺口溜："一个五""五个一""一、二、三、四、五、六、七"。

"一个五"是指每人每天进食的主粮约为五两（250克），早餐一两（50克）、中晚餐各二两（100克）。这里的主粮指的是白米。如果要吃面条、玉米、白果、粉干、地瓜、芋头等及其他各种杂粮，就要减少白米的相应进食量。

如果患者的血糖很高，或血糖控制很不理想，那么主粮可以减少一些，可以每天减至四两（200克），但不能低于三两（150克）。因为每天进食的主粮（即碳水化合物）如果燃烧不够，就要动员脂肪组织，引起酮体增加，发生酮症，对身体不利。而另一些病人，如果他们的血糖控制比较好，或者比较瘦，体力活动比较多，运动量或劳动量比较大，特别是年龄较轻，还有比较重的体力劳动的，每天主粮就要增加，可以增加到八两（400克），但最多不要超过一斤（500克）。

通常，吃干一些的饭比吃稀饭好，因为干饭从胃肠道吸收到血液内变成葡萄糖（血糖）的速度比稀饭慢，不易引起餐后高血糖。多吃杂粮比白米饭好。食用杂粮，如燕麦、荞麦、糙米饭等食物纤维素含量高。食物纤维素在肠道，一定程度上减缓碳水化合物的吸收，使得餐后血糖不会一下子升得很高。

"五个一"，即每天进食一粒蛋、一粒水果、一斤（500克）蔬菜、一杯牛奶、一勺油（约10克）。

1

每天吃一粒蛋 这里说的"蛋"是指鸡蛋和鸭蛋。人体每天一般只需要摄入300毫克胆固醇。一个蛋黄一般就含300毫克胆固醇，也就是说，吃一个蛋黄就足够了。高血脂和高胆固醇的病人最好少吃含胆固醇高的食物，所以更合理的吃法是每天吃一粒蛋，但蛋黄最好只吃半个，或者一星期吃4粒蛋。如果要问吃鸡蛋好，还是吃鸭蛋好？据了解，鸡蛋比较好，因为鸡蛋含有人体自身不能合成的多种必需氨基酸，营养价值比鸭蛋高些。

2

每天吃一粒水果 这只是一个大概的数量，可以理解为各种水果都能吃，但最好每天只吃一种水果。甜的水果要少吃一些，不甜的水果可以多吃一些，如龙眼、荔枝很甜，如果喜欢吃，每天也可以吃几粒。而西红柿、菜瓜，没有什么甜味，跟青菜差不多，可以多吃。据了解，日本糖尿病患者吃香蕉的方法是，上午9~10点钟吃半根香蕉，下午3~4点再吃半根香蕉，这种吃法可以学习借鉴。当然，如果病情重，血糖很高，水果要尽量少吃，甚至暂时停止进食水果。如果病情轻，血糖控制很好，水果也可以多吃一点。

3

每天吃一斤（500克）蔬菜 每人每天要吃多少青菜，一般没有什么限制，要多吃完全可以，但是，炒菜用油量要受限制。每天摄入的蔬菜中，绿色青菜最好要占三分之一。通常，蔬菜有两类：一类是含糖量少，如绿叶蔬菜，含糖量在4%左右，这类菜每天进食量不受限制；另一类蔬菜含糖量在20%左右，如洋葱等，对于血糖高的人，每天蔬菜的进食量要有一定的限制。

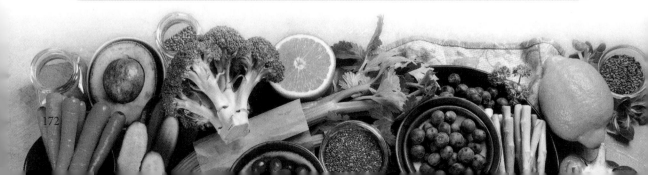

4

　　一杯牛奶　每人每天要喝一杯牛奶，约200毫升。牛奶、酸奶都可以。当然，如果病人消瘦，病情也控制很好，要多喝一些牛奶也是可以的。

5

　　一勺油(约10克)　每人每天进食10克油，操作起来比较麻烦，为了方便操作，可以一家人一起算。如一家5口，每天就是50克，预先把这50克油放在油壶里，一天炒菜或烹调食物就用这些油。注意要吃植物油，如花生油、茶油等，少吃动物油，如猪油等。

　　"一、二、三、四、五、六、七"是指每天进食各种鱼、肉的量。糖尿病患者与正常人一样，可以吃各种鱼类、肉类，包括鸡肉、鸭肉、猪肉、牛肉、羊肉等，没有什么禁忌。但根据每个糖尿病患者的具体情况，每天鱼、肉的进食量要有一定的限制。如果糖尿病患者肥胖、超重，鱼、肉就得少吃，每天只能进食鱼、肉一到两块，或三到四块；为了减轻体重，甚至要暂时不吃鱼、肉如果糖尿病患者消瘦体弱，体重达不到标准体重，那么每天鱼、肉进食量可以加大；可进食鱼、肉四到五块，或者六到七块，甚至不受限制，能吃多少就吃多少。当然，糖尿病患者如果血脂高，动物的内脏和脑要尽量少吃或不吃，因为这些食物含有很高的胆固醇，易引发动脉硬化糖尿病的病因虽然很多，也很复杂，但其中很重要的原因就是吃得过多、过好，而运动又太少，简单说就是多吃少动。那么，破解的方法自然就是少吃多动。"一个五""五个一"就是减肥少吃的底线。糖尿病患者，每天进食白米五两（250克）、一个蛋、一粒水果、一斤（500克）青菜，一杯牛奶、一勺油所含热量大约5000千焦（1200千卡）。一个人每天所需进食的基础热能就是5000千焦（1200千卡），也就是说，这样的进食量就能够维持人体最低的代谢需要。如果糖尿病患者肥胖、超重，要减轻体重，只要每天坚持进食白米五两（250克）、一个蛋、一粒水果、一斤（500克）青菜、一杯牛奶、一勺油，暂时不吃鱼、肉，然后加上适当的体育运动，就能够达到减肥的目的。当然定要持之以恒，否则达不到减肥的目的。如果糖尿病患者有重度肥胖，需要加大减肥的力度，每天进食热量可以降低至3300千焦（800千卡）。那么"一个五""五个一"的进食量要进一步减少。

　　总之，糖尿病患者除糖、甜味品以外，什么食品都可以吃，但进食量要受到限制。喜欢吃甜的，可以食用一些代糖的甜味剂。如果每位糖尿病患者都能学会饮食疗法，必然有益于血糖的控制。

图书在版编目（CIP）数据

图解糖尿病饮食宝典 / 陈鸣钦，王清珍编著. —福州：福建科学技术出版社，2022.2
ISBN 978-7-5335-6620-3

Ⅰ.①图… Ⅱ.①陈…②王… Ⅲ.①糖尿病–食物疗法–图解 Ⅳ.①R255.405-64

中国版本图书馆CIP数据核字（2022）第009611号

书　　名	图解糖尿病饮食宝典
编　　著	陈鸣钦　王清珍
出版发行	福建科学技术出版社
社　　址	福州市东水路76号（邮编350001）
网　　址	www.fjstp.com
经　　销	福建新华发行（集团）有限责任公司
印　　刷	福州万紫千红印刷有限公司
开　　本	787毫米×1092毫米　1/16
印　　张	11.5
图　　文	184码
版　　次	2022年2月第1版
印　　次	2022年2月第1次印刷
书　　号	ISBN 978-7-5335-6620-3
定　　价	49.80元

书中如有印装质量问题，可直接向本社调换